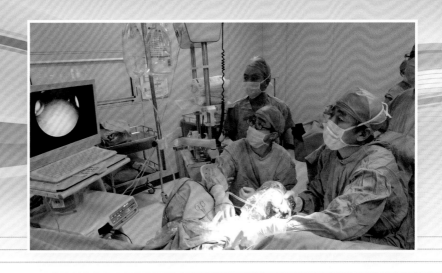

阴囊镜手术学

SCROTOSCOPIC SURGERY

主编 杨金瑞

编者（以姓氏笔画为序）

王　龙　王　钊　尹　焯　刘龙飞　严　彬

杨　欣　杨金瑞　宋　伟　陈靖靓　周克勤

孟宪熙　饶建明　高云亮　郭　琼　黄　莉

粘烨琦　梁波罗　彭风华　魏永宝

人民卫生出版社

阴囊镜手术学

SCROTOSCOPIC SURGERY

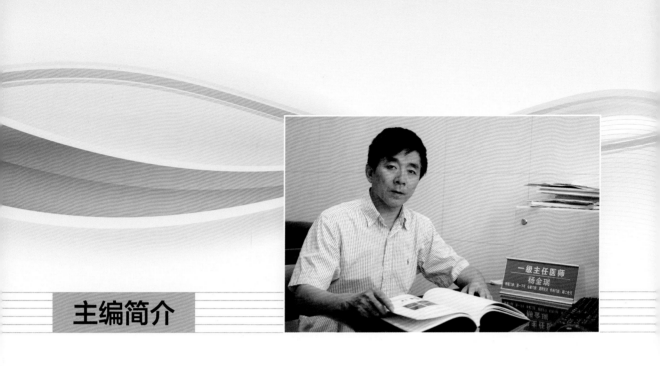

主编简介

杨金瑞，一级主任医师，二级教授，医学博士。中南大学湘雅二医院男科学研究室主任、泌尿外科副主任，湖南康雅医院泌尿外科主任，博士生导师。卫生部医管司内镜临床诊疗质量评价专家委员会泌尿外科内镜与微创专业委员会委员、中国医师协会内镜医师分会泌尿外科内镜与微创专业委员会委员、中华中医药学会肛肠分会常务理事、湖南省中医药学会肛肠专业委员会副主任委员、湖南省医学会男科学专业委员会副主任委员、湖南省泌尿外科尿控学组组长、湖南泌尿男科疾病诊断治疗协作联盟主任委员。

擅长泌尿外科腔镜手术技术。2004年开展了湖南省首例腹腔镜根治性膀胱全切、回肠原位膀胱术。原创卵圆钳法建立腹膜后腹腔镜手术操作腔技术。目前已完成4000余例各种泌尿外科腹腔镜手术。1990年起开展阴囊镜手术技术的开发与应用研究，经过20多年的不断探索与技术攻关，创立了一套适合阴囊及内容物病变应用阴囊镜微创手术治疗的技术理论与方法。使原来需要切开阴囊内腔的开放手术几乎均可通过阴囊镜行微创化手术治疗。2007年获第四届国际内镜"恩德思奖"。

注重多学科及交叉学科的手术技术协作，擅长肛肠外科及妇科手术输尿管膀胱复杂损伤的手术修复，2011年被国家二级学会中华中医药学会肛肠分会授予"全国名专家"称号，并特设立了"杨金瑞名医工作室"。

以第一作者或通讯作者发表论文200篇，其中SCI收录论文40篇，单篇最高影响因子22.433分。主编、副主编及参编医学著作27部。以负责人获省部级课题10项。以第一完成人获湖南省科技进步奖4项，其中阴囊镜技术应用1项，慢性前列腺炎研究2项，胡桃夹综合征研究1项。

阴囊镜手术学

SCROTOSCOPIC SURGERY

中国工程院院士、第二军医大学校长、中华医学会泌尿外科学分会主任委员孙颖浩教授为《阴囊镜手术学》一书作序：

序

　　微创外科的发展经历了近百年历史,应该说现代微创外科是传统外科的一部分,更是传统外科的发展和延伸。时至今日,微创外科已不单单是一种涉及几乎所有专业的技术,而更是一种外科的思维方式和行动理念。

　　微创外科与泌尿外科领域是颇具渊源的,最早的微创技术就起源于泌尿外科的膀胱镜,1804 年时德国医师 Philip Bozzini 首创膀胱镜,借助蜡烛光源通过细铁管窥视尿道,开辟了内镜微创手术的起源。1901 年,德国医师 Georg Kelling 在德国汉堡生物医学会议上报告了在活狗腹腔内充入气体后,用膀胱镜对狗的腹腔内进行检查,开始了腹腔镜的起源。事实上,也正是一位对泌尿内镜深有造诣的英国泌尿外科医生 -Wickham,于 1983 年首次提出了微创外科的概念 "minimally invasive surgery（MIS）。随着时代的日新月异,图像技术、内镜技术和手术器械的不断创新与进步,加之外科医生越来越娴熟的操作,使外科各个领域的许多手术从传统的开放式转向微创的方法完成,阴囊镜技术就是其一。

　　阴囊镜技术是一种利用内镜诊断及治疗阴囊内病变的微创技术,由于阴囊特殊的解剖结构,鞘膜腔为内镜提供了观察和操作的空间,利用阴囊镜可以在直视下对睾丸、附睾、精索等疾患进行诊治,不失为阴囊疾病诊治的一个新途径,新方法。阴囊镜最早由埃及人 Shafik 于 1986 年报道,但似乎近几十年来并没得到重视,杨金瑞教授却"独上高楼,望尽天涯路",带领众人历经 20 余年的探索与创新,创立了一套阴囊镜微创手术治疗的技术理论和方法,并创作了本书以飨读者,相信大家在阅读本书之后,都会得到新的收获!

　　最后,祝贺《阴囊镜手术学》的出版!

阴囊镜手术学

SCROTOSCOPIC SURGERY

用于人体的各种腔镜诊断治疗技术发展很快，几乎涵盖了人体的各部位及器官。腔镜技术是通过人体各种体腔、自然腔道、特殊体内间隙对相应器官组织病变诊断与治疗。有照明及镜体的腔镜技术起源于膀胱镜，因此，泌尿外科在各学科腔镜技术的发展中起了先导作用，近几十年来，泌尿外科领域的腔镜技术迅速发展。但值得一提的是，恰恰是泌尿外科领域内的一个人体体腔—阴囊鞘膜腔的腔镜诊治技术临床应用却甚少。这不能不说是泌尿外科领域乃至临床腔镜技术领域发展史上的遗憾之处。阴囊内由于鞘膜腔的存在，完全可通过阴囊镜腔镜做直视下的诊断与治疗。

阴囊镜技术最早由埃及人 Shafik 于 1986 年报道，1990 年 Shafik 再次报道。我院 1990 年开始应用阴囊镜技术，1992 年在国内于《中华泌尿外科杂志》上最先报道。有趣的是，以后未再见到 Shafik 关于阴囊镜技术运用的报道。国内外关于阴囊镜诊治技术的报道也寥寥无几。是阴囊镜技术不重要？还是开展起来技术有难度？如果从手术部位与切口长度的比例，以及手术野暴露的程度来衡量手术的创伤性的话，那么阴囊部位开放性手术是创伤很大的。很难想象，一个附睾囊肿也要将阴囊内容物在开放性切口下完全暴露外翻至阴囊外来做囊肿切除手术，为何不能在阴囊镜下做囊肿去顶手术呢？既然如此，说明阴囊镜技术是重要的，那么，是该技术难度很大吗？难度是可以克服及改进的。

我院从 1990 年起，开展阴囊镜诊断与治疗技术的创新与应用。由于缺少该种技术在同行中应用的经验借鉴，我们在不断摸索中总结经验，不断提高该技术水平，经过 20 多年的努力，我院原创 10 多项阴囊镜下微创手术技术，填补国际空白。除手术部位不在阴囊的睾丸恶性肿瘤及精索静脉曲张外,阴囊腔及阴囊内容物的病变,几乎均可通过阴囊镜的微创腔镜技术手术方式进行治疗。作者总结自己在临床实践中积累的手术经验,以创新的独到视角及体会,参阅国内外相关资料文献,编著了世界首部《阴囊镜手术学》,希望为推动我国阴囊镜手术技术水平略尽微薄之力。

本书内容共分 10 章。介绍了阴囊应用解剖、开展阴囊镜手术技术的设备与器械和手术操作技术、建立切口入路技术、阴囊镜下常见正常与异常组织器官表现、手术适应证与并发症的处理、围手术期护理等基础。然后以文字描述、手术图片和视频结合的方式,介绍了阴囊镜阴囊闭合性损伤探查睾丸破裂修补、阴囊镜睾丸扭转鉴别与治疗、阴囊镜附睾囊肿去顶、阴囊镜辅助睾丸鞘膜切除、阴囊镜附睾切除、阴囊镜睾丸白膜下切除等 17 种代表性术式。书中所有手术图片均来自笔者手术时照片和视频,随书所附的手术视频,也是来自笔者的阴囊镜手术视频,配以简明文字,力争准确全面。

由于没有现成的阴囊镜手术学方面的书籍借鉴参考,以及限于作者水平,书中难免有不足和欠妥之处,尚望同道们批评指正,以便再版时修正,以飨读者。

衷心感谢中国工程院院士、第二军医大学校长孙颖浩教授在百忙之中为本书作序!

衷心感谢人民卫生出版社编审和有关编辑为本书出版给予的大力支持!

杨金瑞
2015 年 8 月于湖南长沙

目 录

阴囊镜手术学

SCROTOSCOPIC SURGERY

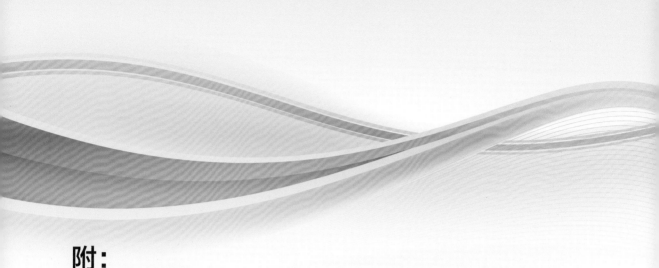

附：

视频目录

本书附有多媒体资源,用手机或者平板电脑扫描完整二维码图片即可访问网络链接地址并浏览。

扫描二维码浏览多媒体资源将消耗您的流量,请尽量在WiFi下访问。

阴囊镜手术学

SCROTOSCOPIC SURGERY

第一章

阴囊及内容物应用解剖

一、阴囊的位置和形态

阴囊(Scrotum)是容纳睾丸、附睾和精索下部的囊性结构,悬于耻骨联合下方,两侧大腿前内侧之间。在其正中线上有一纵行缝线,称为阴囊缝,为左右生殖隆突的融合线,前达阴茎根连接于阴茎缝,后与会阴缝相连接。阴囊被阴囊缝分为左右两侧,一般左侧较右侧稍低。

阴囊在一般情况下,多处于收缩状态,表面出现许多皱襞,当温度增高时,阴囊伸展松弛,皱襞消失。寒冷时,阴囊收缩,出现皱襞,并与睾丸紧贴,借以调节阴囊内的温度,利于精子的发生。

二、阴囊的层次结构

阴囊是腹壁的延伸部。因此,阴囊壁层次与腹前壁各层相当,两者之间的对比见表 1-1-1。阴囊壁分为六层,从外向内依次为皮肤、肉膜、精索外筋膜、提睾肌、精索内筋膜、睾丸鞘膜(图 1-1-1;图 1-1-2)。

1. **皮肤**　阴囊皮肤薄,多皱襞,呈暗褐色,阴毛稀疏弯曲。阴囊皮肤含丰富的皮脂腺与大汗腺。其分泌物与外阴的细菌作用后可产生特殊气味。皱襞丰富的阴囊壁有较大的舒缩性,环境寒冷时阴囊收缩,温暖时阴囊松弛伸展,汗腺分泌增加,从而保持局部温度低于体温2~3℃,有利睾丸生成精子。阴囊皮肤为男性性感区之一,性兴奋时阴囊收缩、增厚并提升。

2. **肉膜**　阴囊的皮下组织缺乏脂肪,含有平滑肌纤维和致密结缔组织以及弹性纤维,称为肉膜,厚约 1-2mm。肉膜与腹前外侧壁的

表 1-1-1　阴囊、精索被膜层次结构与腹前壁层次结构的对应关系

阴囊、精索层次结构	腹前壁层次结构
1. 皮肤	皮肤
2. 肉膜	浅筋膜(脂肪层及膜层)
3. 精索外筋膜	腹外斜肌腱膜
4. 提睾肌	腹内斜肌、腹横肌
5. 精索内筋膜	腹横筋膜
6. 睾丸鞘膜(脏层、壁层)	腹膜壁层

图 1-1-1　阴囊的层次结构(引自《奈特人体解剖彩色图谱》)

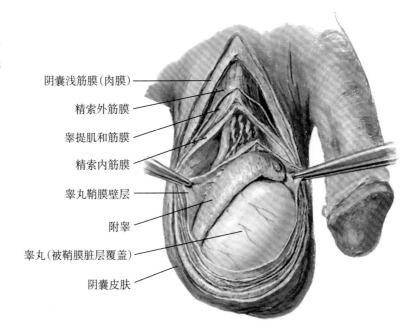

阴囊浅筋膜(肉膜)

精索外筋膜

睾提肌和筋膜

精索内筋膜

睾丸鞘膜壁层

附睾

睾丸(被鞘膜脏层覆盖)

阴囊皮肤

图 1-1-2　经阴囊及睾丸的横断面(引自《奈特人体解剖彩色图谱》)

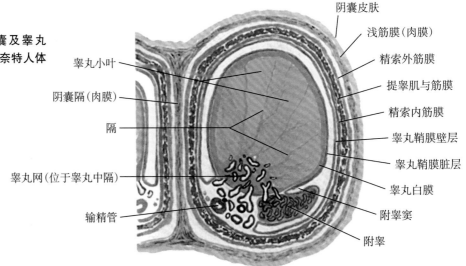

阴囊皮肤

浅筋膜(肉膜)

精索外筋膜

提睾肌与筋膜

精索内筋膜

睾丸鞘膜壁层

睾丸鞘膜脏层

睾丸白膜

附睾窦

附睾

睾丸小叶

阴囊隔(肉膜)

隔

睾丸网(位于睾丸中隔)

输精管

Scarpa 筋膜和会阴部的 Colles 筋膜相延续。由于肉膜层缺乏脂肪,故与皮肤紧密结合。肉膜与皮肤组成阴囊壁的一部分,并在正中线上发出阴囊中隔,将阴囊分成左、右两腔,分别容纳睾丸、附睾以及部分精索等。肉膜中的平滑肌纤维随外界温度变化而舒缩,可以调节阴囊内的温度。

3. 精索外筋膜　为一含胶原纤维的结缔组织薄膜,与肉膜连接疏松,起于两侧腹股沟管皮下环的边缘,与腹壁浅筋膜深层和腹外斜肌腱膜相延续。

4. 提睾肌　为一薄层肌纤维束,来自腹内斜肌和腹横肌,随精索行走通过腹股沟管皮下环进入阴囊包绕睾丸和附睾。刺激下腹部皮肤时,可使提睾肌收缩,阴囊及其内容物随之上提,即提睾反射。

5. 精索内筋膜　在提睾肌深侧,很薄,与腹横筋膜相连续,内有少量平滑肌纤维。

6. 睾丸鞘膜　为腹膜的延续。胚胎期睾丸下降时,腹膜随之下降,进入腹股沟呈囊状,称为鞘状突。鞘状突向下端包绕着睾丸和附睾,并随睾丸下降进入阴囊内。出生后,鞘状突与腹腔相通的部分闭锁,形成鞘膜韧带。若未关闭,即形成交通性鞘膜积液或先天性腹股沟疝。鞘膜可分脏层和壁层,脏层贴于睾丸和附睾的白膜相贴,并向上包绕精索下端的两侧和前面,壁层则贴附于阴囊腔的内面。两层鞘膜之间为鞘膜腔。正常时鞘膜腔仅有少量浆液,起润滑作用,便于睾丸在阴囊内活动。当鞘膜本身或睾丸、附睾等发生病变时,液体的分泌与吸收失去平衡,如分泌过多或者吸收过少,都可形成鞘膜积液。

三、阴囊的血管、淋巴和神经

阴囊的血液供应很丰富,供应阴囊的动脉有:股动脉的阴部外浅、深动脉,阴部内动脉的阴囊后动脉和腹壁下动脉的精索外动脉,其分支组成致密的皮下丛。阴囊的静脉与动脉伴行,分别汇入股静脉、髂内静脉和髂外静脉。阴囊血管的走行大都是纵行和斜行,因此做输精管结扎或睾丸活检等阴囊部位手术时,作阴囊皮肤切口可作平行于血管的斜行切口,以免损伤阴囊血管。由于阴囊血管丰富,且组织十分松弛,因此,手术时必须止血彻底,否则可能发生巨大的血肿。阴囊的淋巴引流注入腹股沟浅淋巴结和股淋巴结。

阴囊的淋巴管之间和阴茎淋巴管之间有广泛的交通,阴囊淋巴与睾丸淋巴以及各层精索鞘膜的淋巴没有联系,阴囊的淋巴也不伴随阴部血管行走。因此,阴囊的恶性肿瘤需做淋巴清扫手术者,其清扫范围与阴茎癌的清扫范围相同,包括腹股沟淋巴结和髂动脉旁淋巴结。

到达阴囊的神经有:①髂腹股沟神经和②生殖股神经的生殖支,主要来自第 1 腰脊髓节段,支配阴囊的前 2/3。③会阴神经的阴囊后神经和④股后皮神经的会阴支,主要来自第 3 骶脊髓节段,支配阴囊的后 1/3。因此,脊髓麻醉必须在前 2/3 区更高的脊髓节段进行。

第二节　睾丸与附睾的应用解剖

一、睾丸

睾丸(Testis)为男性生殖腺,是产生生殖细胞 - 精子和分泌男性激素的器官,是男性的主性器官。睾丸位于阴囊内,左、右各一,一般左侧略低于右侧。

1. 形态　睾丸是微扁的椭圆体,表面光滑,分前、后缘、上、下端和内、外面。前缘游离;后缘有血管、神经和淋巴管出入,并与附睾和输精管睾丸部相接触。上端被附睾头覆盖,下端游离。外侧面较隆凸,与阴囊壁相贴;内侧壁面较平坦,与阴囊隔相依(图 1-2-1)。成人睾丸长约 4~5cm,厚约 3~4cm,各重 10~15g。新生儿的睾丸较大,性成熟期以前发育较慢,随着性成熟迅速生长,老年人的睾丸随着性功能的衰退而萎缩变小。

图 1-2-1　睾丸与附睾

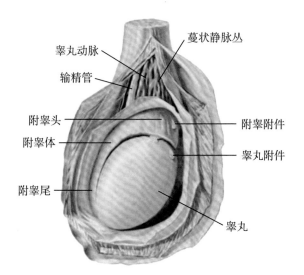

睾丸动脉
输精管
蔓状静脉丛
附睾头
附睾体
附睾附件
睾丸附件
附睾尾
睾丸

2. 结构　睾丸被两层膜包裹,外层为鞘膜,是胎儿期随睾丸由腹腔下降进入阴囊的腹膜,即睾丸鞘膜脏层;内层为白膜。白膜为一层坚厚的纤维膜。白膜在睾丸后缘增厚,并凸入睾丸内形成睾丸纵隔。从纵隔发出许多睾丸小隔,呈扇形伸入睾丸实质并与白膜相连,将睾丸分为 100~200 个睾丸小叶。每个小叶内含有 2-4 条盘曲的生精小管。生精小管之间的结缔组织内有分泌男性激素的间质细胞。生精小管汇合成直细精管,进入睾丸纵隔后交织成睾丸网。从睾丸网发出 12-15 条睾丸输出小管,出睾丸后缘的上部进入附睾(图 1-1-2,图 1-2-2)。

图 1-2-2　睾丸、附睾的结构

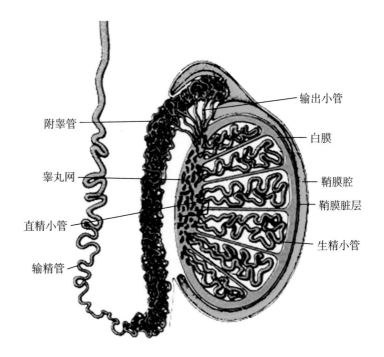

附睾管

睾丸网

直精小管

输精管

输出小管

白膜

鞘膜腔

鞘膜脏层

生精小管

精子由靠近生精小管基底膜处的精原细胞经过一系列的有丝分裂和减数分裂最终分化而成。精子在生精小管内成熟时间大约为64~72 天。另外,在附睾内还要停留 19-25 天左右才能进一步成熟,这时精子才具有活动性和受精能力。所以,精子整个成熟过程大约需要90 天的时间。这就是为什么使用药物治疗无精症和少精症,至少要持续 3 个月的时间。

3. 睾丸附件　睾丸上端或附睾头附近,常有长圆形的小突起,为富有血管的上皮组织,借一细茎与睾丸或附睾头相连,在睾丸上端者,称为睾丸附件(图 1-2-1)。有时在附睾附近尚可发现相似的圆形物,即附睾附件(图 1-2-1)。这些附件一般有蒂,易引起扭转。

4. 睾丸血管　睾丸的血供主要由睾丸动脉提供,即精索内动脉。它是腹主动脉的分支,穿出腹股沟管内环后,伴随精索其他组成部分进入阴囊,然后自睾丸后缘穿过睾丸纵隔,分成许多小支进入睾丸。此外,输精管动脉提供睾丸下部血供,它由睾丸尾部进入睾丸并与睾丸动脉有吻合;还有来自精索外动脉的提睾肌动脉亦有分支进入睾丸内供应睾丸下部血运(图 1-2-3)。睾丸静脉离开睾丸后,在精索内形成蔓状静脉丛,向上汇集成精索内静脉伴随精索内动脉上行,左侧回流至肾静脉,与肾静脉形成直角;右侧成斜角回流到下腔静脉,回流压低于左侧,因此临床上精索精脉曲张多见于左侧。另外,还有输精管静脉,回流到膀胱静脉丛。精索外静脉,在腹股沟管外环处离开精索回流到腹壁下静脉。上述静脉相互间有广泛的吻合支,甚至与对侧静咏也有吻合(图 1-2-4)。蔓状静脉丛围绕弯曲的睾丸动脉,这种解剖

图 1-2-3　睾丸的动脉供应

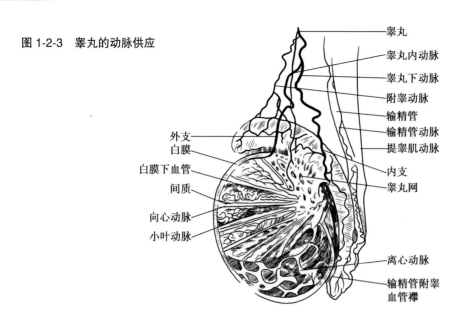

外支
白膜
白膜下血管
间质
向心动脉
小叶动脉

睾丸
睾丸内动脉
睾丸下动脉
附睾动脉
输精管
输精管动脉
提睾肌动脉
内支
睾丸网

离心动脉
输精管附睾
血管襻

图 1-2-4　睾丸的静脉回流

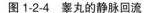

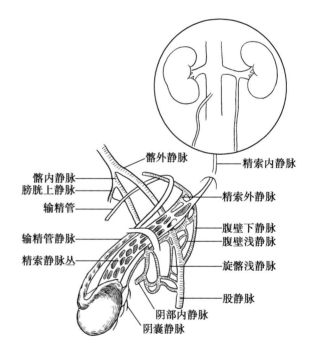

髂内静脉
膀胱上静脉
输精管

输精管静脉
精索静脉丛

髂外静脉
精索内静脉

精索外静脉

腹壁下静脉
腹壁浅静脉

旋髂浅静脉

股静脉

阴部内静脉
阴囊静脉

学关系,使进入睾丸的动脉血被离开睾丸的静脉血所冷却,从而使睾丸处于相对低温的环境。

5. 睾丸淋巴管　睾丸的淋巴管很丰富,形成浅深二丛。浅淋巴管丛位于睾丸鞘膜脏层的内面;深丛位于睾丸实质内,汇集成 4~6 条淋巴管后,在精索内伴血管上行,经腹股沟管进入腹膜后间隙,注入腰淋巴结。这些淋巴结分布在主动脉分叉处至腹腔动脉之间,靠近肾蒂处(图 1-2-5)。尚可由此发出淋巴管,经膈下淋巴结到达纵隔;再经过

图 1-2-5 睾丸附睾的淋巴管回流

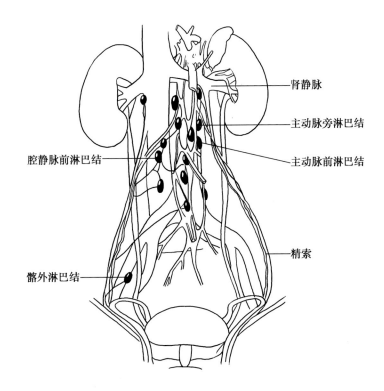

肾静脉

主动脉旁淋巴结

主动脉前淋巴结

腔静脉前淋巴结

精索

髂外淋巴结

胸导管,到达左锁骨上淋巴结。因此睾丸恶性肿瘤发生转移时,应考虑到上述各淋巴结的转移。

6. 神经 睾丸的神经由精索神经丛支配。主要为交感神经和副交感神经,伴随睾丸动脉形成睾丸神经丛,分布于睾丸和附睾(图 1-2-6)。这些神经与腹部内脏、输尿管的神经有一定的联系,当睾丸损伤或发生感染时,疼痛可放射至腹部或腰部;输尿管下段结石的疼痛又可放射至同侧睾丸和股内侧。

二、附睾

1. 形态与结构 附睾(Epididymis)为一对细长扁平的器官,与睾丸一起系于精索下端。附睾位于睾丸外后侧面,长约5cm,分为头、体、尾三部(图 1-1-1,图 1-2-1)。附睾头位于睾丸上端,膨大而钝圆,借睾丸输出小管与睾丸相连;体部位于睾丸后侧,较细,似圆柱形,借疏松结缔组织与睾丸相连。附睾尾则位于睾丸最下方,较体部稍粗,凭借结缔组织和鞘膜相连。转向后上方,移行于输精管。附睾主要由附睾管组成,附睾管为不规则迂曲的小管,长约4~6cm,直径约为0.5mm,主要构成附睾的体部和尾部。当睾丸直细精管在睾丸纵隔上部集中并结合成15~20条睾丸输出小管穿出鞘膜后,在进入附睾头部前直行一段,再旋曲走行,扩张变大,形成附睾头。这段小管再逐渐汇合成一条迂曲的小管,即附睾管(图 1-2-2)。附睾管由上皮、固有膜和薄层的环形肌组成,具有分泌功能,对精子起营养作用并促进精子分化成熟。

图 1-2-6　睾丸的神经支配

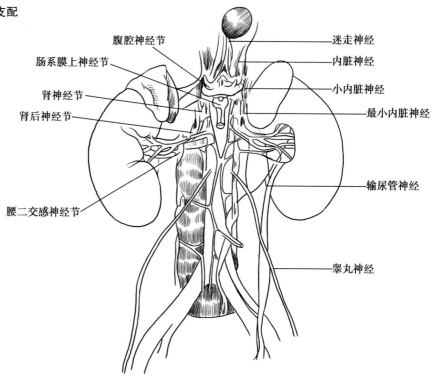

腹腔神经节

肠系膜上神经节

肾神经节

肾后神经节

腰二交感神经节

迷走神经

内脏神经

小内脏神经

最小内脏神经

输尿管神经

睾丸神经

附睾为暂时储存精子的器官,并分泌附睾液供精子营养,促进精子进一步成熟。进入生精小管官腔的精子并不具备运动能力。在附睾内,精子除进一步成熟外,也将获得运动能力。附睾为结核的好发部位。

2. 附睾附件　见"睾丸附件"(图 1-2-1)。

3. 血管　附睾近端由睾丸动脉的上下分支供应,附睾远端由输精管动脉来的血液供应,其分支与附睾头端血管吻合。输精管动脉与提睾肌动脉可作为侧支的来源(图 1-2-3)。附睾的静脉与动脉伴行,附睾体部与尾部的静脉互相连接形成附睾边缘静脉,头部静脉直接汇入蔓状静脉丛,有时可与附睾边缘静脉相通。附睾边缘静脉最后成为附睾静脉通入蔓状静脉丛,后者向上汇集成精索内静脉(图 1-2-4)。

4. 淋巴管　睾丸和附睾的淋巴管形成浅深两丛。浅淋巴管丛位于睾丸固有鞘膜脏层内面;深淋巴管丛位于睾丸和附睾实质内,汇集成 4~8 条淋巴管。在精索内伴睾丸血管上升入腰淋巴结(图 1-2-5)。睾丸的淋巴液通过附睾的头部与尾部排出,这样部分睾丸激素就可通过这一途径到达附睾。

5. 神经　附睾的神经支配主要来源于肾神经丛,其分支支配与睾丸相同。

第三节　精索的应用解剖

精索(Spermatic cord)是悬吊睾丸和附睾的柔软圆索状结构,起于腹股沟内环处,经腹股沟管皮下环降入阴囊,终止于睾丸后测缘,它提供了输精管、睾丸、附睾的血液和神经供应。精索的组成:①输精管;②提睾肌;③精索内动脉,精索外动脉和输精管动脉;④精索蔓状静脉丛;⑤精索神经;⑥精索淋巴;⑦包被上述组织的筋膜。精索被膜从外向内为提睾筋膜,提睾肌和睾丸精索鞘膜。

1. 提睾肌　提睾肌为一层肌纤维束。具有舒缩功能,随着睾丸周围的温度变化而收缩和松弛。温度高时,提睾肌松弛,睾丸处于低位,便于散热。反之,遇冷时收缩,睾丸居于高位,以此来适应外在环境,保护睾丸的正常功能。

2. 精索动脉　精索动脉有三:①精索内动脉(又称睾丸动脉);②精索外动脉;③输精管动脉(图1-2-3)。精索内动脉是腹主动脉的分支,穿出腹股沟内环后沿精索下降至阴囊,供给睾丸和附睾。精索外动脉来自腹壁下动脉,主要营养提睾肌及其筋膜;在外环处和精索内动脉吻合共同供应附睾尾及睾丸下部。输精管动脉来自膀胱下动脉,主要营养输精管,附睾尾部,体部及睾丸下部。精索动脉在腹股沟皮下环处相互吻合,在动脉吻合点的远方都是终末动脉,因此作精索或睾丸、附睾手术时,如在腹股沟皮下环下方损伤睾丸动脉,将影响睾丸血供而引起睾丸萎缩。

3. 精索蔓状静脉丛　睾丸的静脉接受附睾的静脉并汇合而成精索蔓状静脉丛,通过输精管之前缘上行组成精索的主体。右侧精索静脉直接回流至下腔静脉,而左侧精索静脉回流至肾静脉,并与肾静脉成直角,所以左侧静脉回流不畅,精索静脉曲张的发病率较高(图1-2-4)。精索静脉和动脉不同,相互之间有广泛的吻合支,且左右两侧精索静脉相互间也有广泛吻合,这就可以解释为什么一侧精索静脉曲张时,两侧睾丸的功能同时受损。

4. 淋巴　精索淋巴分浅深两组。浅组引流睾丸鞘膜表面,深组引流附睾和睾丸体。这些淋巴管经精索直接通向髂淋巴结及腰淋巴结,并在小骨盆中与膀胱底及前列腺的淋巴管相通,而不与腹股沟淋巴结相通。因此,睾丸的恶性肿瘤如胚胎癌等,需要作淋巴结清除术者,淋巴清除范围应包括髂淋巴和腰淋巴及肾门周围的淋巴结,而不必作腹股沟淋巴结清除术。

5. 神经　精索神经由肾神经丛、肠系膜神经丛、腰交感神经节纤维组成,沿精索内动脉通过输尿管中,下段达睾丸,生殖股神经的生殖束,支配提睾肌及睾丸被膜。

参 考 文 献

［1］　徐耀庭 刘东汉 . 实用阴囊外科［M］. 兰州大学出版社,1996.

［2］　柏树令 . 系统解剖学［M］. 人民卫生出版社,2001.

［3］　王怀经 . 局部解剖学［M］. 人民卫生出版社,2001.

［4］　杨金瑞 . 泌尿外科临床进修手册［M］. 湖南科技出版社,2003.

［5］　杨为民,杜光辉 . 阴囊及其内容物疾病外科学［M］. 人民军医出版社,2005.

［6］　Frank H. Netter 原著,王怀经主译 . 奈特人体解剖彩色图谱(第 3 版)［M］.
人民卫生出版社,2005.

［7］　魏恩(Wein,A.J.)原著;郭应禄,周利群主译 . 坎贝尔 - 沃尔什泌尿外科学(第
9 版)［M］. 北京大学医学出版社,2009.

［8］　龚以榜,吴雄飞 . 阴茎阴囊外科［M］. 人民卫生出版社,2009.

［9］　姚泰 . 生理学［M］. 人民卫生出版社,2010.

第二章

阴囊镜手术的设备及器械

泌尿、生殖系统是与外界相通的器官,使内镜的应用成为可能。随着微创手术深入人心,各种内镜已经成为泌尿外科医师诊治疾病不可或缺的工具。技术的进步使得越来越多精密的内镜应用于泌尿外科,促进了泌尿外科新技术的发展,提高了泌尿外科疾病的诊治。

目前在现有内镜技术中,还没有专门针对阴囊内疾病进行诊治的内镜设备,主要是利用硬性尿道膀胱镜及电切镜开展阴囊内镜技术。本章简要介绍阴囊镜手术常用的基本设备和器械,包括:硬性尿道膀胱镜或电切镜、照明系统、成像系统及附属器械等。

第一节　阴囊镜手术常用器械

一、硬性尿道膀胱镜

硬性尿道膀胱镜由观察镜、镜鞘、闭孔器和操作部分及附件组成。

(一)观察镜

观察镜由照明系统与成像系统组成。有物镜及目镜片,中间再辅以微柱状透镜,有广角镜作用以扩大视野。镜体内光导纤维一端在镜端处以向腔内照明,另端由镜体末端近目镜处连于光源接头。成像系统则由镜体内的一组透镜构成,根据最前端三棱镜的反射角度,临床上常用的观察镜有0°、30°、70°等不同型号(图2-1-1)。一般来说,0°或30°的观察镜适于阴囊内鞘膜腔检查。

图2-1-1　观察镜

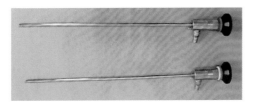

图 2-1-2　镜鞘

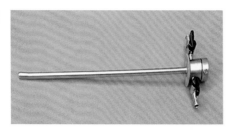

图 2-1-3　闭孔器和镜鞘

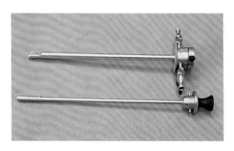

图 2-1-4　镜桥

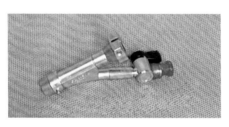

（二）镜鞘

镜鞘呈管状，有 8-26F 不同型号，若需做活检，则应选用较大的镜鞘。镜鞘可通过闭孔器、观察镜和操作件（图 2-1-2），镜鞘后端两侧各设 1 个带控制阀门的灌注接口，为灌注液进出的通道。

（三）闭孔器

置于镜鞘内，闭合镜鞘前端开口，以便于在插放镜鞘时不易进入阴囊壁夹层（图 2-1-3）。不同管径镜鞘有与之相配的不同颜色标记的闭孔器。

（四）操作件

包括镜桥与转向器，是用来固定支持观察镜和进行操作的。镜桥连于镜鞘与观察镜之间，其中央圆孔可供观察镜插入，可带有一个或两个器械插孔，分别被称为单桥或双桥（图 2-1-4），可以插入活检钳、异物钳等器械。一般在阴囊内镜的观察和活检等操作中，应用镜桥而不应用转向器，因可利用阴囊外的手指通过移动阴囊及内容物的位置和方向，使异物钳或活检钳准确作用于需操作的部位。

（五）附件

如各种活检钳、异物钳、剪开钳、橡皮小帽等，可根据需要配合完成诊断和治疗的目的（图 2-1-5）。

图 2-1-5　异物钳

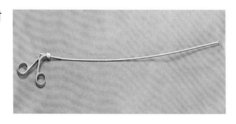

图 2-1-6　电切镜

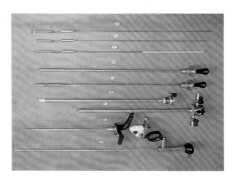

二、电切镜

电切镜主要用于组织切除和电凝止血，由镜鞘、观察镜、闭孔器、操作件和电切环等组成（图 2-1-6）。

（一）镜鞘

镜鞘管径根据粗细可分为 24F、26F、27F 等多种型号，但在行阴囊内镜手术时最好选用镜鞘管径最小的,可减少损伤。由于在切除过程中有强的电流通过,尖端均附有耐高温的绝缘材料。对阴囊内疾病进行手术治疗时,灌注液经镜鞘进水开关进入睾丸鞘膜腔,根据灌注液进入睾丸鞘膜腔的方式不同分为间断灌注和连续灌注两种类型,后者是在前者的基础上发展起来的,目前临床上使用比较普遍。灌注液连续灌洗,灌注液可在阴囊切口处流出,形成出水通道,可保持清晰的手术视野,加快切割速度,缩短手术时间,术中易于辨认解剖标志,减少损伤,维持睾丸鞘膜腔内压于较低水平,减少阴囊水肿等并发症的发生。

（二）操作件

操作件是控制电切环进行切割的装置,其间有切割电源插头和袢状电极插孔。

（三）观察镜

同硬性尿道膀胱镜,根据阴囊内疾病手术不同需要可选用0°、12°、30°及70°观察镜,观察睾丸鞘膜腔内情况可用0°或30°观察镜,切割时可用0°或12°观察镜。

（四）电切环以及气化电极

使用阴囊内镜对阴囊内疾病进行手术时切割组织与电凝止血均依靠电切环完成。根据手术不同要求,可选用不同类型和形状的电极,有环形、球形或滚筒形等。在阴囊内镜手术时以环形电极最常用。气化电极工作时输出的气化电流较高,具有出血少、视野清的特点,但不能获得组织标本。

三、灌注冲洗装置

图 2-1-7　冲洗器

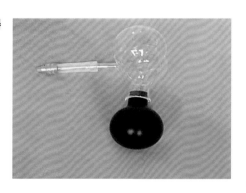

（一）灌注液

电切时应用等渗溶液灌注以保持术中手术视野清晰,如5%葡萄糖、4%~5%甘露醇等,但双极等离子电切可应用生理盐水灌注。

（二）冲洗器

主要是用艾力克冲洗器(图 2-1-7)将术中切除的组织碎块吸出。

四、阴囊内腔诊断与电切手术一体镜的构思

目前未见有专门用于阴囊内腔疾病诊断与治疗的正式生产销售的阴囊镜设备。文献中所描述的"阴囊镜"是用其他医用内镜代替使用的,如尿道膀胱镜、电切镜、输尿管镜、关节镜等。尿道膀胱镜只具备观察、活检等诊断作用,无电切除手术作用,而电切镜又不能用于组

织活检的诊断。因这些内镜不是专门为阴囊内腔部位设计制造的,使用起来不方便。

本书主编杨金瑞发明了一种阴囊内腔诊断与电切手术一体镜,已获国家知识产权局实用新型专利(图2-1-8),发明专利已受理待批。该阴囊镜有如下有益效果:

1. 结构形式以及尺寸大小适合阴囊内腔病变专用。

2. 内鞘和外鞘均设置有独立循环的进出水系统,且外鞘大大短于内鞘,远离镜前端形成进出水循环,避免在内鞘和外鞘等长时在一个部位进水和出水形成的压力升高和气泡。

3. 设计为诊断与电切手术一体化。

图 2-1-8　阴囊镜专利证书

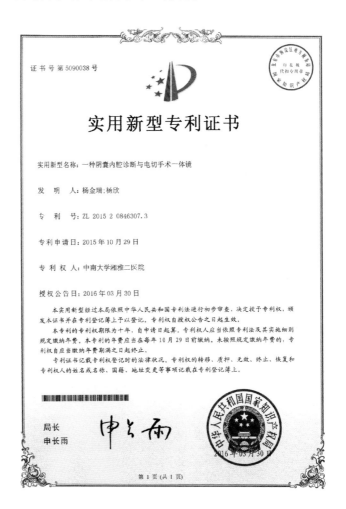

五、阴囊微创通道固定装置的构思

由于阴囊皮肤松软,容易塌瘪,阴囊镜进出阴囊壁的微创切口不方便,容易脱镜及丢失镜下视野,反复进镜容易误入阴囊壁夹层造成阴囊壁的损伤。故需要一个医疗器械安放在阴囊微创切口通道处起固定作用,目前无这样的器械装置。

　　本书主编杨金瑞发明了一种阴囊微创通道的固定装置,已获国家知识产权局实用新型专利(图 2-1-9),发明专利已受理待批。该固定装置的有益效果是安放在阴囊壁微创切口处,使阴囊微创通道固定,阴囊镜进出方便,便于阴囊镜手术操作,避免阴囊壁损伤。

图 2-1-9　阴囊固定装置专利证书

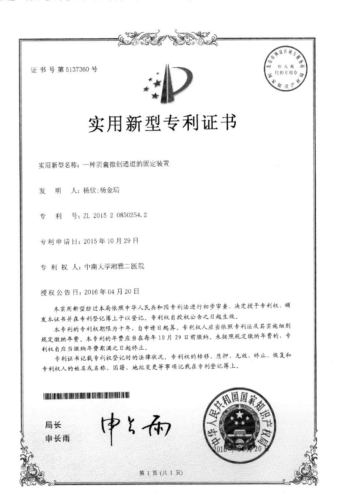

六、阴囊镜及阴囊固定装置样品

　　根据阴囊内腔诊断与电切手术一体镜的构思及阴囊微创通道固定装置的构思,本书主编杨金瑞设计了杨氏阴囊镜及阴囊固定装置样品(图 2-1-10),该两套样品正在临床试用。

图 2-1-10   杨氏阴囊镜及
阴囊固定装置样品

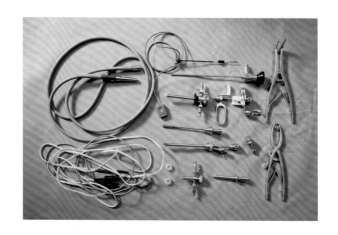

第二节   照明系统

（一）光源

阴囊内镜手术的先决条件是清晰明亮的腔内照明。现有的照明系统均采用冷光源，亮度高而且产热少。冷光通过光导纤维连接在观察镜的光源接口上，经镜的前端射出，光源的亮度可以通过冷光发生器控制面板上的轻触式按键进行调节。照明的方式有自动光源和手动光源两种方式。自动光源是在普通光源的基础上加上亮度反馈，可根据观察镜下周围的亮度进行反馈式调节，以保持视野亮度。手动光源可保持设定的强度而不受环境的影响（图 2-2-1）。

（二）导光束

现在常用的导光束是由光导纤维组成，导光性能好，光源强度不受限制，照明可达极为清晰的程度。导光束可以弯曲但不能对折，故使用时操作应轻柔，绝对不能对折，以防纤维折断影响手术图像质量（图 2-2-2）。

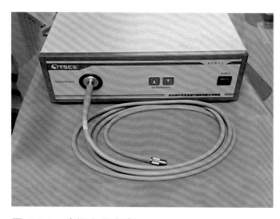

图 2-2-1   光源和导光束

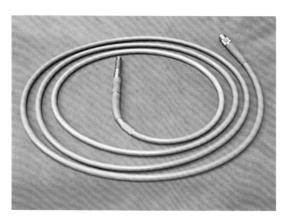

图 2-2-2   导光束

第三节 成 像 系 统

　　成像系统可使手术视野中的图像清晰地显示于监视器上,是医师进行阴囊内镜手术的眼睛,其质量好坏关系到监视器荧屏上图像质量,直接影响到医师对手术的操作。助手及手术室其他工作人员都可以通过监视器了解手术经过以便配合手术,而且也非常便于全体医师探讨和总结手术技巧。该系统包括摄像镜头、摄像数字转换器和数字显示器(图 2-3-1)。摄像头是由许多小硅片(也称像素)组合成的耦合光电晶片构成。在光线刺激后发生电子信号输送到摄像机、监视器而重建图像。摄像头的分辨率取决于单位面积内像素的数量。现在的摄像头可方便地卡在观察镜的目镜上,通过线缆连于摄像数字转换器,摄像镜头上有固定旋钮、方向调节旋钮和焦距微调。摄像数字转换器可将光学信号转变为电视信号输出至数字显示器上成图像。数字显示器是观察病变手术操作和助手配合活动的唯一图像根据,因此图像分辨率要高,颜色要逼真。

图 2-3-1　摄像镜头、摄像数字转换器和数字显示器

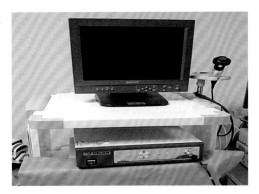

第四节　电外科系统

(一) 高频电流发生器

　　高频电流发生器(图 2-4-1)可通过控制面板调节电流强度,利用脚踏开关控制输出切割、电凝和混合等不同方式的电流,以满足手术需要。单极电流在电流集中处产生热量,而负极板与人体接触因接触面积大、电流分散,热效率很低。双极电切通过工作电极和回路电极这两个电极时产生回路,不需要使用负极板。单极电切工作原理:接通电源后,高强度的电流通过工作电极,由于电流的存在,在其周围产生磁场,这时传导电流的介质中就会产生热量,电刀即是利用热量引起的高温使周围的

图 2-4-1　高频电流发生器

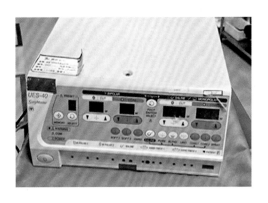

组织迅速被汽化,组织也就局部裂开。其电切功率为260W,电凝功率为60W。等离子双极电汽化工作原理:高频电流通过工作电极和回路电极这两个电极时产生回路,而释放的射频能量将导体介质(生理盐水)形成动态等离子体,作用于组织产生电气化及电凝效果。等离子体是由离子、电子和不带电的粒子组成的电中性、高度离子化的气体,是与固体、液体和正常气体相区别的一种物质状态。工作电极激发生理盐水形成的等离子体具有足够的能量,可将生物大分子(如蛋白质分子)中的化学键、氢键、离子键等打碎,使生物大分子崩解而产生小分子气体如 CO、CO_2、O_2、H_2、CH_4、N_2 等,从而产生气化效果。其特点是:①高频电流只在局部形成回路,并不通过人体,手术时靶组织表面温度只有 $40\sim70℃$,所以热穿透不深,减少术中对组织器官的损伤;②等离子体双极电切的工作电极与回路电极均位于电切环内,不需要负极板,从而有效地避免了电流通过人体对心电的影响,尤其是对于安装了心脏起搏器的患者,使得手术安全性得到提高。其电切功率为160W,电凝功率为80W。

（二）电流回路

在单极模式中,该电路由高频电切环内的高频发生器,患者极板、连接导线和电极组成。电流通过有效导线和电极穿过患者,再由患者极板及其导线返回高频电切环的发生器。在双极模式中,该电路由高频电切环内的高频发生器,连接导线和电极组成。高频电流通过工作电极和回路电极这两个电极时产生回路,这两个电极均位于电切环内,故不需要负极板。

第五节　附属器械

（一）阴囊小切口器械包（图2-5-1）

用于阴囊小切口置入阴囊内镜而配备的器械,包括圆刀片及其刀柄1把、尖刀片及其刀柄1把、组织剪1把、小弯血管钳4把、小直血管钳2把、巾钳4把、组织钳4把、有齿镊2把、持针器1把和线剪1把。

图 2-5-1　阴囊小切口器械包

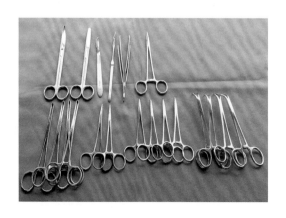

（二）外用高频电刀（图 2-5-2）

它主要是在阴囊小切口和切除组织中使用，通过有效电极尖端产生的高频高压电流与机体接触时对组织进行加热，实现对机体组织的分离和凝固，从而起到切割和止血的目的。

图 2-5-2 外用高频电刀

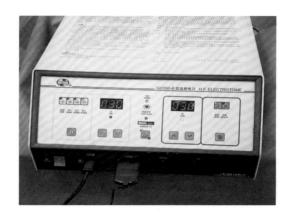

（三）缝线

结扎止血可用 1 号丝线，而缝合阴囊皮肤可用 4-0 可吸收肠线。

参 考 文 献

［1］ Shafik A. The scrotoscope. A new instrument for examining the scrotal contents ［J］. Br J Urol，1990，65（2）：209-210.

［2］ 杨金瑞，黄循．阴囊内窥镜技术（附 15 例报告）［J］．中华泌尿外科杂志，1992，13（3）：199.

［3］ 杨金瑞，黄循．阴囊内窥镜术在阴囊内疾患诊疗上的应用［J］．湖南医科大学学报，1994，34（3）：175-176.

［4］ Franco G，Rocchegiani A，De Dominicis C，et al. Scrotoscopy：a promising future? Our preliminary experience ［J］. J Endourol，1994，8（1）：57-59.

［5］ 杨金瑞，黄循．阴囊内窥镜与 B 型超声诊断阴囊内疾病的对比观察［J］．中华外科杂志，1996（3）：173-175.

［6］ 夏恩兰．妇科内镜学［M］．北京：人民卫生出版，2001.

［7］ 杨金瑞．泌尿外科临床进修手册［M］．湖南科技出版社，2003.

［8］ 黄健，李逊．微创泌尿外科学［M］．武汉：湖北科学技术出版社，2005.

［9］ 高新，周祥福．微创泌尿外科手术与图谱［M］．广州：广东科技出版社，2007.

［10］ Wang Z，Wei YB，Yin Z，et al. Diagnosis and Management of Scrotal Superficial Angiomyxoma With the Aid of a Scrotoscope：Case Report and Literature Review ［J］. Clin Genitourin Cancer，2014.

［11］ Bin Y，Yong-Bao W，Zhuo Y，et al. Minimal hydrocelectomy with the aid of scrotoscope：a ten-year experience ［J］. Int Braz J Urol，2014，40（3）：384-389.

第三章

阴囊镜手术适应证、禁忌证、麻醉及体位

第一节 阴囊镜手术适应证与禁忌证

一、阴囊镜手术适应证

阴囊镜检查及手术均属微创下操作处理,是否施行阴囊镜检查和手术应结合临床体查及影像学检查的具体情况。并不是所有阴囊及内容物病变均必须作阴囊镜检查和手术。如睾丸恶性肿瘤,通过体查及影像学检查可能高度怀疑睾丸恶性肿瘤,且手术根治性切除睾丸肿瘤的手术部位不在阴囊而是在腹股沟区,因此,一般不需做阴囊镜检查。又如精索静脉曲张,体查及影像学检查可明确诊断,且手术部位也不在阴囊,而在阴囊外的高位处理,因此,在没有合并其他睾丸和附睾等内容物病变的情况下,一般也不需做阴囊镜检查和手术。我们在对合并精索静脉曲张的其他阴囊内容物病变的阴囊镜检查中,发现精索静脉曲张并无明显的特征性改变。

对于体查及影像学检查已明确的病变诊断,一般阴囊镜检查也有适应证的患者,也并不是一定非要做阴囊镜检查不可。如附睾有结节,病情稳定,无不适症状,患者也无治疗要求,则可暂不考虑阴囊镜检查和处理。

阴囊镜检查的适应证包括:

1. 阴囊内容物(睾丸、附睾、精索)及鞘膜腔壁病变的诊断,如睾丸扭转、附睾囊肿。

2. 附睾炎性结节与肿瘤鉴别。

3. 阴囊内病变活检。

4. 男性不育症检查。

5. 阴囊内病变治疗,如肿块电切、睾丸鞘膜积液阴囊镜辅助鞘膜切除等。

二、阴囊镜手术禁忌证

如同适应证一样,禁忌证也应结合临床具体情况综合考虑,如急性睾丸炎,一般情况下是阴囊镜检禁忌证,但如需与睾丸扭转鉴别时,则由禁忌证转为了适应证。

1. 全身出血性疾病。
2. 全身体质差。
3. 阴囊皮肤炎症。
4. 阴囊内容物急性炎症。
5. 交通性睾丸鞘膜积液。
6. 腹股沟斜疝。
7. 鞘膜腔炎性粘连致鞘膜腔消失。

第二节　阴囊镜手术麻醉与体位

一、阴囊镜手术麻醉

局麻或骶麻,需行病变手术治疗时宜用硬膜外麻醉或气管插管全麻。一般镜检可考虑局麻(图 3-2-1 和图 3-2-2)。局麻的具体操作步骤如下:术者左手拇指和示指固定患侧精索,右手持注射器扎入皮肤,回抽无血,在皮下先做一个皮丘,然后逐层进入,重复上述动作,逐层麻醉,针尖进入精索后注射麻药(笔者习惯选用 0.25% 的利多卡因)行神经阻滞。退出精索后压迫针眼片刻。在选定切口皮肤的区域周围进行皮下神经阻滞,麻药不宜注入太多,以避免皮下组织水肿影响切口的建立。

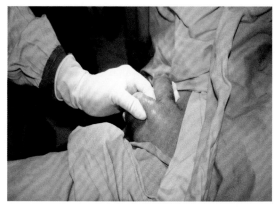

图 3-2-1　术者左手拇指和食指固定患侧精索

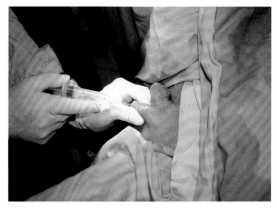

图 3-2-2　术者回抽无血后行局部精索神经阻滞

二、手术体位及灌注液收集

1. 手术体位　患者取截石位(图 3-2-3),老年患者要注意髋关节外展角度,避免手术中损伤。脚架上放置啫喱垫,没有啫喱垫可以选择松软布料放在脚架窝内,目的在于减少患者术后不适和相关并发症的发生。双脚要固定妥当,避免术中松动滑落造成脚部损伤以及电切过程中因脚松动造成的副损伤。如果采用单极电切环,要妥善放置电极板位置,一般选择大腿远离手术部位,避免电穿击伤,推荐采用等离子电切环,由双极形成电流环路。有脊柱畸形和腿部畸形的患者,可以根据患者的具体情况调整脚架的高度和外展角度,在避免患者损伤的情况下为术者提供最佳的操作空间。

2. 灌注夜收集　在阴囊镜检和阴囊镜微创治疗过程中,需要等渗液持续或者间断灌注以形成阴囊内腔隙,术前应该准备好灌注液收集系统,包括铺巾时备置引流袋,收集桶等(图 3-2-4)。

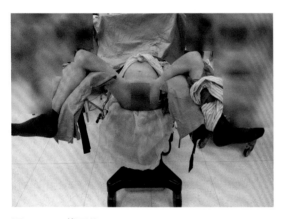

图 3-2-3　截石位

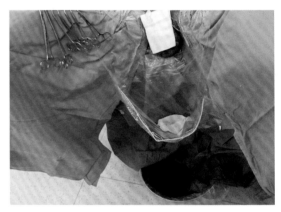

图 3-2-4　灌注液收集

参 考 文 献

［1］ Gerris J,Van Camp C,Van Neuten J,et al. Scrotal endoscopy in male infertility［J］. Lancet,1988,1(8594):1102.

［2］ Shafik A. The scrotoscope. A new instrument for examining the scrotal contents［J］. Br J Urol,1990,65(2):209-210.

［3］ 杨金瑞,黄循. 阴囊内窥镜技术(附 15 例报告)［J］. 中华泌尿外科杂志,1992,13(3):199.

［4］ 杨金瑞,黄循. 阴囊内窥镜术在阴囊内疾患诊疗上的应用［J］. 湖南医科大学学报. 1994,34(3):175-176.

［5］ 杨金瑞,黄循. 阴囊内窥镜与 B 型超声诊断阴囊内疾病的对比观察［J］. 中华外科杂志,1996,34(03):173-175.

［6］ 杨金瑞. 泌尿外科临床进修手册［M］. 湖南科技出版社,2003.

［7］ 叶华茂,刘智勇,许传亮,侯建国,孙颖浩.阴囊镜技术在睾丸扭转早期诊断中的应用［J］.微创泌尿外科杂志,2013,02:117-118.

［8］ Wang Z,Wei YB,Yin Z,et al. Diagnosis and Management of Scrotal Superficial Angiomyxoma With the Aid of a Scrotoscope:Case Report and Literature Review［J］. Clin Genitourin Cancer,2014.

［9］ Bin Y,Yong-Bao W,Zhuo Y,et al.Minimal hydrocelectomy with the aid of scrotoscope:a ten-year experience［J］.Int Braz J Urol,2014,40(3):384-389.

［10］ Yang JR,Wei YB,Yan B,et al. Comparison between Open Epididymal Cystectomy and Minimal Resection of Epididymal Cysts Using a Scrotoscope:A Clinical Trial for the Evaluation of a New Surgical Technique［J］.Urology. 2015 Jun;85(6):1510-4.

第四章

阴囊镜手术切口的建立与检查方法

第一节　切口入路的建立与处理

传统的阴囊部位的手术,切口长度与阴囊部位几乎相等,探查手术还需要根据术中情况延长切口,阴囊内容物的手术需把睾丸、附睾等内容物翻至阴囊切口外手术,手术后再将内容物放回阴囊腔,手术切口长,损伤大,术后切口疼痛明显,容易发生水肿和血肿,鞘膜腔容易出现炎性粘连。阴囊镜切口具有创伤小、疼痛轻、恢复快、血肿几率低、术后粘连少的优点。根据阴囊内容物病变的位置和性质的不同,切口的选择有所不同,但是都以阴囊镜镜检切口为基础。

一、术者及助手位置

一般术者及助手均坐位,助手坐在术者右侧。

二、阴囊皮肤切口定位

一般在手术侧阴囊前壁偏下皮肤作小切口(图4-1-1)。如果阴囊内手术部位是在睾丸上方如附睾头部,则小切口可在阴囊前壁偏上。如果手术部位是位于附睾体或尾部,则小切口可定在阴囊前壁偏下。

三、手术步骤

1. 固定睾丸　由术者及助手一起固定睾丸。助手用左手固定睾丸下端,术者左手固定睾丸上端。术者及助手均用右手持手术器械。术者及助手左手将进行镜检侧的睾丸挤向前方紧贴阴囊前壁,一直固定持续到切开鞘膜腔(图4-1-2)。术者右手持尖刀片准备切开皮肤。皮肤切口宜选择无血管区,避免分离过程中出血影响手术视野和解剖

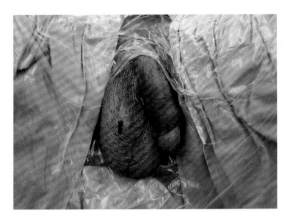

图 4-1-1　阴囊皮肤切口定位

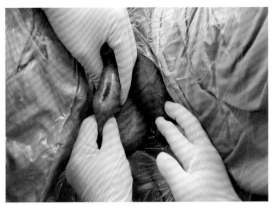

图 4-1-2　术者左手及助手左手固定睾丸

层次的判断。

2. 逐层切开分离　术者在阴囊前壁偏下作长 0.5~1.0cm 切口（图 4-1-3），尖刀片仅仅用于切开皮肤，皮肤切开后由术者和助手各持一把蚊嘴钳提起肉膜，术者用组织剪刀剪开，然后术者用蚊嘴提起内层的筋膜，助手则提起该筋膜对侧缘，重复前述动作剪开内层的筋膜。注意术者和助手的蚊嘴钳是交替松开而不是同时松开，术者分离组织进入下一个解剖层次时助手要负责提起对侧缘组织，帮助显露，避免失去解剖层次。即：术者提起下层筋膜，助手提起对侧缘，拉直筋膜（图 4-1-4），由术者用剪刀剪开（图 4-1-5），并分离下层。术者松已剪开的筋膜，而助手仍提起不松钳。由术者提起下层的筋膜后，助手再松钳，并重复性的提起下层筋膜对缘，拉直，由术者再剪开此层筋膜。依次重复。用此方法依次分离剪开精索外筋膜、精索内筋膜和鞘膜壁层，进入鞘膜腔。

3. 固定阴囊壁全层切口边缘　进入鞘膜腔后，有多种方法可以证实解剖层次，对于一般的患者可以把见到睾丸白膜作为标志（图

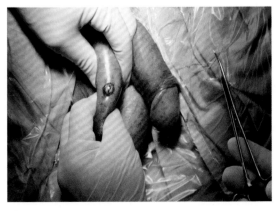

图 4-1-3　切口的建立

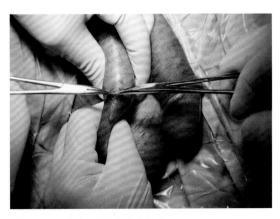

图 4-1-4　术者及助手拉直筋膜

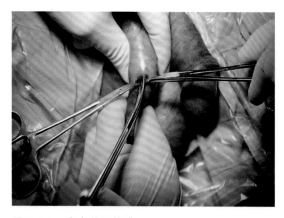

图 4-1-5　术者剪开筋膜

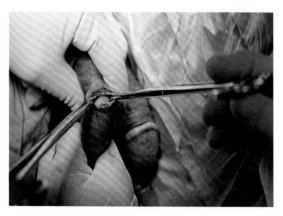

图 4-1-6　打开鞘膜腔后见睾丸白膜

4-1-6)。有鞘膜积液的患者,打开鞘膜壁层时可见鞘膜内积液流出(图4-1-7)。用两把组织钳在切口两侧夹住阴囊壁全层(图4-1-8),由助手轻轻提起。

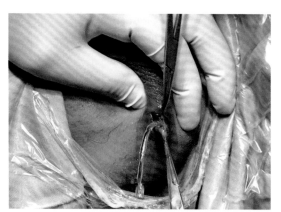

图 4-1-7　打开鞘膜腔后见鞘膜积液流出

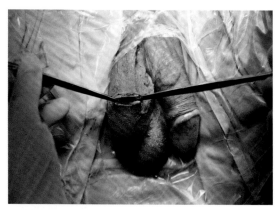

图 4-1-8　切口两侧固定组织钳

4. 置入阴囊镜　由助手提起两把组织钳,术者置入膀胱尿道镜或电切镜,选用0°或30°镜观察(图4-1-9)。检查过程中根据需要持续小量灌注入生理盐水或蒸馏水,保持阴囊呈充盈状态。

5. 检查及处理　按照一定的观察顺序,持阴囊镜观察鞘膜腔及睾丸、附睾和精索等内容物,发现病变给予相应诊治处理(详见其他章节)。

6. 术后引流的放置　对于单纯镜检的患者,术后将鞘膜腔内镜检灌注的液体排空即可,不需要放置引流;对于镜检时间长,镜下活检操作,镜下手术如附睾肿块电切、阴囊镜辅助睾丸鞘膜切除等手术的患者,术后在切口放置橡皮膜引流,小切口可不予缝合,或给予4-0可吸收线缝合一针固定,24-48小时拔除引流膜(图4-1-10)。

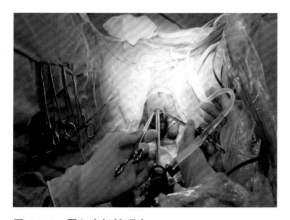

图 4-1-9　置入电切镜观察

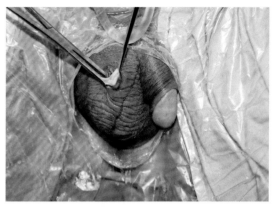

图 4-1-10　肿块电切后放置橡皮膜引流

7. 术后阴囊的处置　术后要妥善处置阴囊,避免阴囊水肿、血肿的形成,通常采用的方法是阴囊托固定。其制作方法是选用大棉垫,在棉垫的四个角用绷带悬吊,类似于吊床将阴囊及阴囊内容物托起,松紧度根据患者具体情况调整(图 4-1-11,图 4-1-12)。

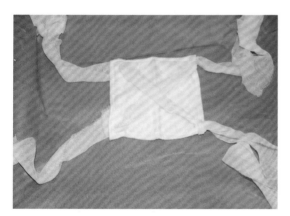

图 4-1-11　阴囊托棉垫制作

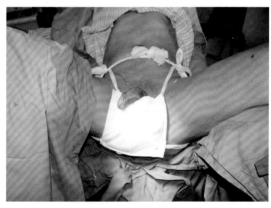

图 4-1-12　阴囊包扎后

视频 1　阴囊镜手术切口的建立与镜检

视频 19　阴囊托制作方法

四、注意事项

1. 做切口时妥善固定睾丸,避免睾丸滑动失去正常解剖层次。术者应用双手轻挤及检查手术侧睾丸,把睾丸体部前面挤向前方紧贴阴囊前壁,避开附睾组织,由术者左手及助手左手接替并固定睾丸。这样,依次切入鞘膜腔后,可看到睾丸白膜,证实已进入鞘膜腔。如不小心使睾丸的附睾和睾丸体部后面紧贴阴囊前壁,则不易入鞘膜腔,而会误入睾丸后面或附睾组织中。

2. 持续固定睾丸至进入鞘膜腔,在切口剪开分离各层筋膜时应持续固定睾丸紧贴阴囊前壁,这样使阴囊壁各层次在分离过程中显露清晰。如未固定睾丸,阴囊壁呈松弛状态时,此时在阴囊壁做切口,由于阴囊壁各层次松软,反而显露不清楚,分离钳及剪刀在阴囊壁夹层中易造成出血和血肿,创伤大。

3. 切口不宜过高,过高容易损伤精索和附睾;切口选择也不宜太低,太低容易误入肉膜而不是进入鞘膜腔的腔隙。

4. 对于囊性病变的患者,要注意多个囊腔互不相通的可能性,要首先确认进入睾丸鞘膜腔后再进行其他操作,避免误伤。

5. 避免在阴囊肿块部位做切口,这样容易失去正常的解剖层次,并且有破坏肿块包膜的风险。

6. 固定阴囊壁的切口边缘。在阴囊切口两侧固定两把组织钳,利于提起阴囊壁切口,避免塌瘪。夹住了阴囊壁全层,即使阴囊镜脱出至阴囊外,也容易再插入。可避免阴囊镜镜体误入阴囊壁夹层而致血肿及水肿。

五、常见问题及处理

1. 组织层次不清,分离后无法见到睾丸白膜。出现此问题的原因很多,归纳总结有如下情况:一是切口过于靠近睾丸上端的附睾和精索,容易引起相关脏器和组织损伤,此时应该重新确定睾丸所在位置。二是切口建立过程中助手固定的下极松动,导致分离层面误入阴囊肉膜,此时表现疏松结缔组织较多,感觉睾丸遥远,处理方法是术者和助手在固定睾丸时用力要对等,避免睾丸向一侧滑动。

2. 分离过程中丢失层次,出现此问题的主要原因是助手没有和术者密切配合,术者每分离一个新的层次,助手一定要保持用蚊嘴钳仍在提起前一个层次的组织,不要与术者同时松开组织分离钳。

3. 对于慢性炎症患者和睾丸损伤患者,阴囊水肿严重,要考虑鞘膜腔消失的可能,如不能顺利建立通道,及时改开放手术。

第二节　阴囊镜观察方法

一、阴囊镜观察方法

1. 插放镜体　阴囊镜观察前要调焦距和白平衡。镜体外涂润滑剂。术者左手提起固定在阴囊切口处的组织钳,拇指与示指以及中指与环指对夹提起两把组织钳,或组织钳由助手提起。术者右手握住阴囊镜尾端,开启进水开关,镜体前端有灌注液流出时,轻柔地将镜体前端插入阴囊切口。不可用暴力以免误进入阴囊壁夹层(图 4-2-1,图 4-2-2)。观察阴囊及切口处流出液体的颜色是否混浊,混浊时应进行冲洗。

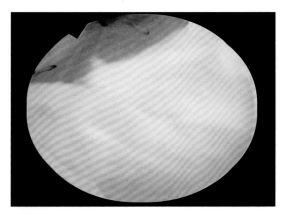 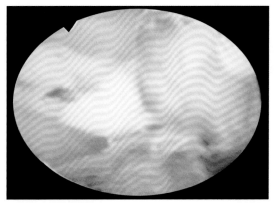

图 4-2-1　阴囊镜前端进入阴囊切口下组织　　　　图 4-2-2　阴囊镜前端进入鞘膜夹层

2. 观察的基本动作

(1) 进退法　即将阴囊镜沿着其长轴的方法作前进后退动作。每一进退动作,可以观察到鞘膜腔与镜轴方向一致的一狭长区带。每一进退动作都应在直视下操作,以免镜前端误伤鞘膜腔壁或脱出阴囊小切口。

(2) 上抬或下压镜体法　即将阴囊镜尾端上抬或下压的动作。可让镜体前端观察到睾丸的上端、附睾头,或睾丸的下端附睾的体部。

(3) 摆动法　即以阴囊切口处作为支点,使阴囊镜前端在鞘膜腔内向左右两个方向摆动。观察睾丸与鞘膜壁间腔隙。

3. 观察顺序　边冲水边观察,灌注液用生理盐水或灭菌蒸馏水即可,用 0° 或 30° 镜,灌注液持续灌注,并从阴囊切口处不断流出,维持阴囊呈充盈状态。观察步骤是分别沿睾丸两侧及前面观察阴囊内壁、睾丸、附睾及精索。除睾丸鞘膜积液外,因在一个视野中不容易观测睾丸全貌,故可先从阴囊内壁与睾丸左侧的腔隙开始,利用进镜与退镜方法观察内容物及阴囊内壁。观察仔细后,再逆时针方向转回至睾丸前面,仍利用进镜与退镜方法观察,即应用上抬和下压镜体的方法进行观察,必要时可以摆动镜体观察。转至阴囊内壁与睾丸右侧的腔隙亦然。亦可从内壁与睾丸右侧的腔隙开始观察,顺时针方向转至睾丸左侧腔隙。

4. 病变处理

(1) 活检:在阴囊镜下活检可明确诊断很多阴囊内病变。临床上依赖触诊及超声检查鉴别慢性附睾炎与附睾结核较困难,但阴囊镜下活检,可区分附睾炎和附睾结核。而且对确定其他阴囊内肿块的病理性质,区别良性与恶性肿瘤有决定性作用。活检时选择病变明显处,避开坏死、脓性分泌物等非活性成分。利用活检钳或穿刺针活检(图4-2-3)。标本要注意标明取材的确切部位。

(2) 鞘膜腔内结石取出术:一般可经阴囊镜下用导物钳取出。要点是一定要观察清楚,停止冲灌注液,以免结石滑动不停留。根据结石形状决定钳夹部位,注意不要造成新的损伤。

(3) 阴囊鞘膜腔小肿瘤电灼与切除术:需应用电切镜,适用于表浅的肿瘤,体积细小时可电灼,体积销大时可电切。灌注的灌注液量以鞘膜腔充盈为度,灌注液过多,容易造成阴囊壁水肿。

(4) 睾丸附件或附睾附件扭转电切术:睾丸附件或附睾附件扭转需急诊处理,有时超声也很难确认,往往需做阴囊镜检才能发现病变。发现睾丸附件或附睾附件扭转坏死,用电切镜电切术是较理想的微创手术方法。注意勿损伤睾丸。

(5) 附睾或精索囊肿去顶术:附睾及鞘膜腔段精索囊肿,用电切镜电切去顶(图4-2-4),手术微创,损伤极小,要点是看清囊肿大小、位置、数目等,不要遗漏及误伤睾丸精索血管。

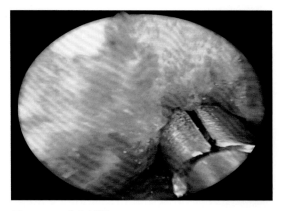

图 4-2-3 病变活检

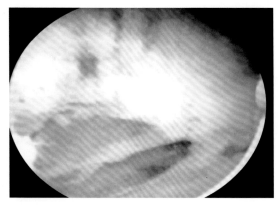

图 4-2-4 囊肿去顶

（6）附睾及附睾肿块电切或电汽化切除术：慢性附睾炎，经用抗结核药物治疗后附睾结核，附睾头、体、尾部的肿块，均可应用高频电刀切除，或电汽化切除（图 4-2-5，图 4-2-6）。

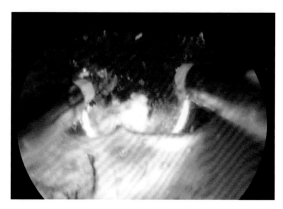

图 4-2-5　附睾电切

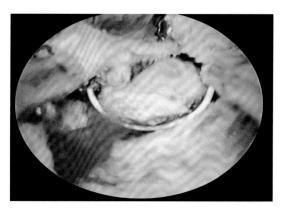

图 4-2-6　附睾头肿块电切

（7）睾丸扭转与急性睾丸炎的鉴别与处理　睾丸扭转属急诊情况，通过彩超检查可见患侧睾丸的血流呈明显减少或消失，但并不是所有睾丸扭转患者均可经彩超诊断清楚。阴囊镜在诊断睾丸扭转上有明显优势，可鉴别睾丸扭转与急性睾丸炎。睾丸扭转可在镜下观察到睾丸血运、颜色等情况（图 4-2-7，图 4-2-8），决定手术及处理方式，睾丸是否有保存价值。

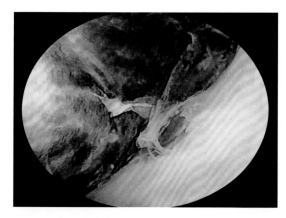

图 4-2-7　睾丸扭转镜下表现

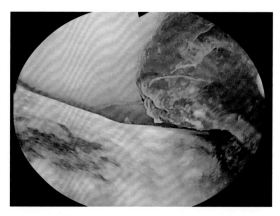

图 4-2-8　镜下可见睾丸及附件均坏死

（8）睾丸损伤的诊断与处理　闭合性阴囊损伤及睾丸损伤可做阴囊镜检查，镜下观察阴囊内出血、组织器官损伤情况。发现睾丸破裂时，如破裂口小，可利用阴囊小切口修补。如破裂口较大，则需开放手术修复（图 4-2-9，图 4-2-10）。

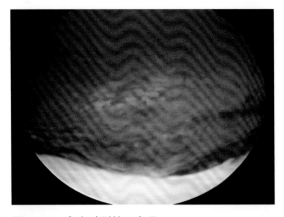

图 4-2-9　睾丸破裂镜下表现

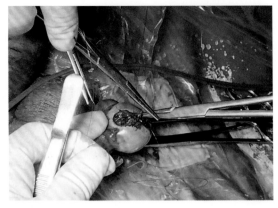

图 4-2-10　睾丸破裂修补手术

（9）阴囊镜辅助阴囊肿块微创切口切除术　阴囊内肿块可在阴囊镜下手术治疗,也可利用阴囊的小切口予以切除。但因不了解鞘膜腔内组织器官病变情况,因此小切口切除肿块有可能遗漏病变。可先用阴囊镜观察排除鞘膜腔内其他病变,再在阴囊镜辅助下施行阴囊小切口切除肿块(图 4-2-11),并可再放入阴囊镜行创面观察及处理。

（10）阴囊镜辅助睾丸鞘膜微创切口切除术　睾丸鞘膜积液患者可做鞘膜手术,利用阴囊小切口在示指引导下分离鞘膜可行部分壁层鞘膜切除。但因睾丸鞘膜积液常常是继发病变,小切口不能了解鞘膜和阴囊内容物有否其他病变。因此,小切口分离切除鞘膜可能遗漏一些病变。可先用阴囊镜观察排除鞘膜及阴囊内容物如睾丸、附睾及精索的原发病变,再在阴囊小切口处在示指引导下切除部分壁层鞘膜(图 4-2-12),并可再放入阴囊镜行创面观察及止血。

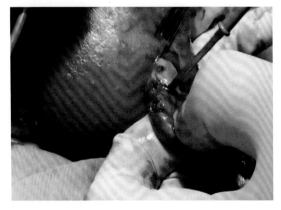

图 4-2-11　阴囊小切口肿块切除

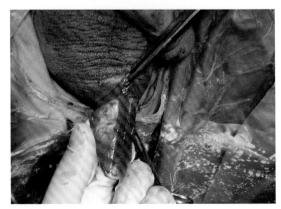

图 4-2-12　阴囊小切口鞘膜切除

（11）白膜下睾丸切除术　需手术去势切除睾丸的患者,可行阴囊镜下睾丸白膜下切除。阴囊镜先进入鞘膜腔观察检查,在睾丸白膜上做切口,可进入睾丸白膜腔内行睾丸内容物切除,并可在镜下对睾丸白膜腔内壁止血处理,检查白膜内睾丸组织是否切除彻底（图4-2-13,图4-2-14）。

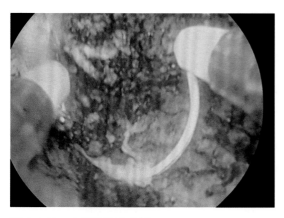

图 4-2-13　白膜下睾丸切除

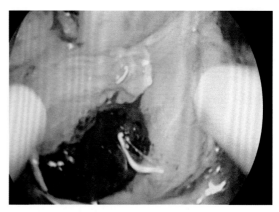

图 4-2-14　睾丸白膜腔内检查及止血

5. 取出镜体　先将鞘膜腔灌注液排空,然后轻轻向外退出镜子。

6. 视情况放引流　术毕排空鞘膜腔内灌注液,视情况放橡皮膜引流。切口可不予缝合或缝合一针。

二、阴囊镜观察注意事项

1. 为保证视野大及清晰,灌注液应连续灌注,使阴囊鞘膜腔始终呈充盈状态,因灌注液很容易从切口流出而使阴囊塌瘪,不利镜检。

2. 在阴囊切口两侧固定两把组织钳,利于提起阴囊壁切口避免塌瘪。夹住了阴囊壁全层,即使阴囊镜退出至阴囊外,也容易再插入,可避免阴囊镜误入阴囊壁夹层而致出血及水肿。

3. 在进行阴囊镜检查时,镜鞘内空气进入鞘膜腔成为气泡,浮游于鞘膜腔的最高点,呈圆形或椭圆形,大小不等,常为单个,也有呈多个气泡集积于鞘膜腔壁,气泡表面因折光反射而显光泽。通过气泡仍可隐约见到气泡下的黏膜和血管。有时气泡可附着于接物镜即镜前端表面,致使视野模糊不清,须将观察镜拔出,或镜鞘左右摆动,或轻抖动,或加大冲灌注液等方法,使气泡脱离镜前端后,才可进行检查（图4-2-15,图4-2-16）。

4. 插入阴囊镜后看不到鞘膜腔,应考虑到以下几种可能性:

（1）未接光源或未开光源开关。

（2）观察镜装错方向,镜面未朝向鞘膜腔。

（3）未进入鞘膜腔,误入阴囊壁夹层。

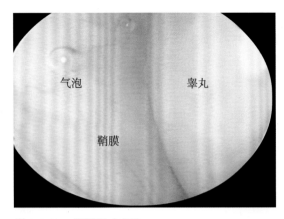

图 4-2-15 鞘膜腔内气泡

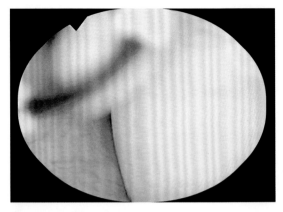

图 4-2-16 镜前端气泡

（4）阴囊镜前端插入组织或血块内。

（5）鞘膜腔灌注充水不足。

（6）接物镜上有油污，视野模糊。

（7）严重积血未冲洗干净，如阴囊镜插入积血中，视野不清。

第三节 阴囊镜下正常组织器官辨认

一、鞘膜腔及鞘膜

1. 鞘膜腔 鞘膜腔由于有睾丸、附睾等内容物的占据，正常情况下即使鞘膜腔呈充盈状态下，也较难在一个视野中观察到全貌。在镜下可看到睾丸、附睾占据视野（图 4-3-1）。但有睾丸鞘膜积液的情况下，鞘膜腔容量增大（图 4-3-2），可出现一个视野下见不到睾丸、附睾内容物的状况。鞘膜腔隙需要按一定观察顺序与方法进行观察辨认。

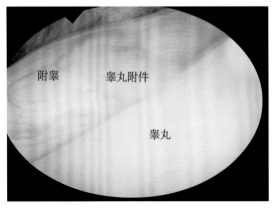

图 4-3-1 占据视野的睾丸、附睾

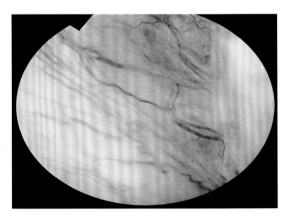

图 4-3-2 视野中仅见鞘膜壁

　　睾丸鞘膜分脏层和壁层,壁层紧贴精索内筋膜表面,脏层紧贴睾丸和附睾以及鞘膜腔段精索表面。在睾丸后缘后方,鞘膜脏层与壁层相互移行。

　　2. 鞘膜颜色　一般呈淡橘红色或白色透明状,因人而异,黏膜有光泽(图4-3-3)。鞘膜腔内有少许血性积液时,色泽变红,但经冲洗后,则可见正常鞘膜。此外,阴囊镜光源的强弱也可影响鞘膜的色泽改变。正常情况下鞘膜壁层较薄,呈透明状,可看到黏膜下壁层组织(图4-3-4)。

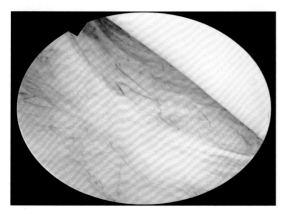

图 4-3-3　正常鞘膜颜色

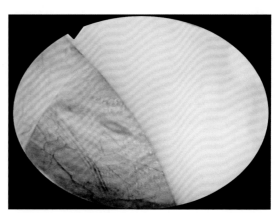

图 4-3-4　可见鞘膜粘膜下组织

　　3. 鞘膜壁血管　在鞘膜的黏膜下可清晰看到细的血管走行。小动脉,一般呈鲜红色,粗细不等,分布不规则。在大多数视野下,可见黏膜下血管较直或波浪形,长短不一,可看到若干作树枝状的细小动脉。支端可相互吻合(图4-3-5,图4-3-6)。

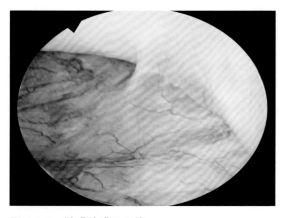

图 4-3-5　鞘膜粘膜下血管

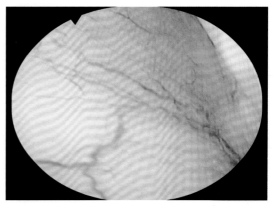

图 4-3-6　鞘膜粘膜血管相互吻合

4. 鞘状突遗迹　　在阴囊镜下有时可见到腹膜鞘状突闭合的遗迹(图4-3-7),也可见到腹膜鞘状突指向阴囊侧末端未闭合,与鞘膜腔相通图像表现(图4-3-8),因仅末端未闭合与鞘膜腔相通,其精索走行的其他部位鞘状突如已闭合,则一般无特殊临床意义。

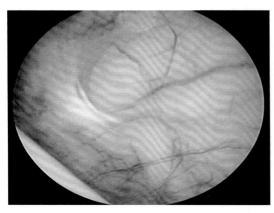

图4-3-7　鞘状突闭合的遗迹

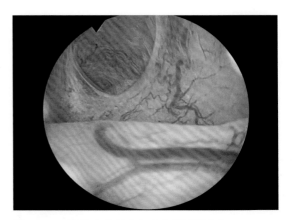

图4-3-8　鞘状突末端未闭合与鞘膜腔相通

二、睾丸及睾丸附件

1. 睾丸　　正常的睾丸在镜下呈微扁卵圆形,表面光滑,呈青白色(图4-3-9)。镜下鞘膜脏层与白膜紧贴,不易区分层次。睾丸分内外两面、前后两缘和上下两端。进入鞘膜腔后,除睾丸鞘膜积液外,一般观察不到睾丸全貌,需判别首先在视野下的是睾丸哪一面。睾丸的外面和前缘隆突于表面,与阴囊外侧壁之间形成睾丸外侧腔隙。睾丸的内侧面与阴囊隔之间形成睾丸的内侧腔隙。因为面向镜体,睾丸的前缘、前外侧面和前内侧面比较容易观察;而当转向睾丸后缘观察睾丸的后外侧面和后内侧面时,因为睾丸的滑动,观察难度会增加,必要时术者可利用阴囊外手辅助操作技术协助观察睾丸。睾丸后缘有系膜(图4-3-10),与附睾和精索下部相接触,血管、淋巴管和神经由此经过。上端有附睾头贴附。每个患者的睾丸在镜下都不是完全一样的。

2. 睾丸附件　　一般镜检可见到附件,睾丸附件常位于睾丸上端靠近附睾头处。睾丸附件可有不同的形状。睾丸附件镜下表现既不同于正常睾丸白膜的青白色,也不同于附着在睾丸上端的附睾头,其颜色为粉红色,像围棋的棋子一样附着在睾丸白膜上(图4-3-11,图4-3-12)。

三、附睾及附睾附件

1. 附睾　　附睾是一对长而粗细不等的扁圆器官,附着于睾丸的上端及后缘,表面有鞘膜覆盖。附睾分附睾头、附睾体和附睾尾三部

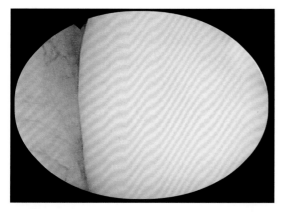

图 4-3-9　正常睾丸颜色

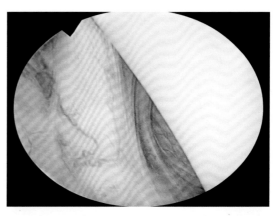

图 4-3-10　睾丸后缘

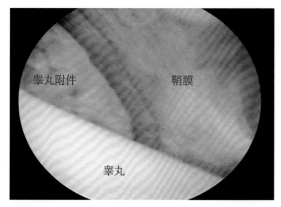

图 4-3-11　睾丸附件

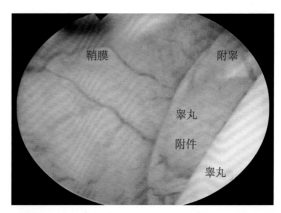

图 4-3-12　睾丸附件

分。不同的患者,附睾在镜下观察其大小及形态均有差别。不要单纯的根据大小来判定病变。附睾位于睾丸上端,膨大而钝圆(图 4-3-13),体部位于睾丸后侧,较细(图 4-3-14)。附睾体部分与睾丸间有时可见正常的鞘膜形成的皱褶带。极少数情况可在镜下仅见到附睾头

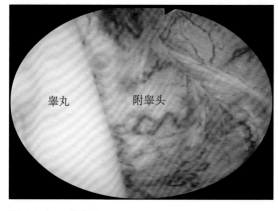

图 4-3-13　附睾头

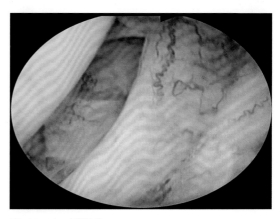

图 4-3-14　附睾体

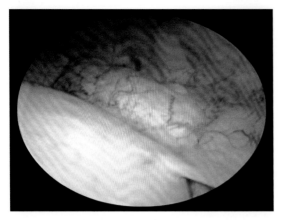

图 4-3-15　镜下仅见附睾头

部附着于睾丸上端,而附睾体和附睾尾部均被壁层鞘膜覆盖,可见到附睾体部被覆盖的镜下图像(图 4-3-15,图 4-3-16),尾部位于睾丸最下方,较体部稍粗,由于有结缔组织相连及鞘膜覆盖,附睾尾部在镜下难以窥见(图 4-3-17)。

2. 附睾附件　附睾附件和睾丸附件一样,附睾附件也常常可在镜下被观察到。附睾附件一般位于附睾头部,附睾体部少见,附睾附件有不同的形状(图 4-3-18,图 4-3-19)。

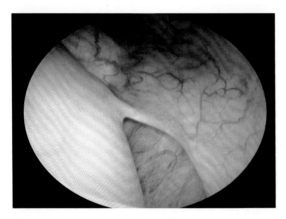

图 4-3-16　附睾体被壁层鞘膜覆盖

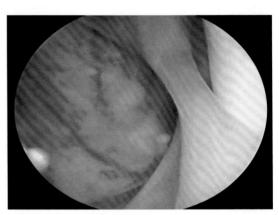

图 4-3-17　附睾尾部镜下难见

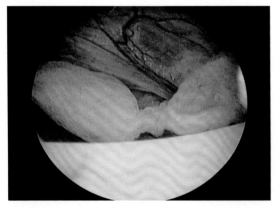

图 4-3-18　附睾附件

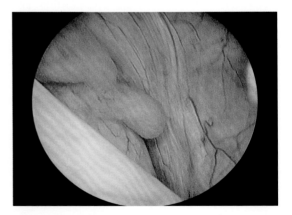

图 4-3-19　附睾附件

四、精索

鞘膜腔段精索指与鞘膜腔伴行的一段精索。位于睾丸上端鞘膜腔后面。由于精索并不是被鞘膜呈 360° 圆圈状完全覆盖包绕,仅在精

图 4-3-20 精索鞘膜覆盖

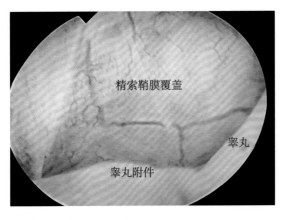

索的前面覆盖有鞘膜壁,因此,在鞘膜腔充分充盈情况下,可能不容易看到条索状的精索。在鞘膜腔压力不过大时,可在附睾头上方鞘膜腔后壁,见到鞘膜微凸的精索前面,有时需借助鞘状突遗迹来判定(图 4-3-20)。

第四节 阴囊镜下异常组织器官辨认

鞘膜腔及睾丸内容物各种不同病变,包括炎症、肿瘤有较多。本节所描述的是已经在阴囊镜下收集到的病变表现,不包括可在阴囊镜下见到病变表现,但作者未收集到的疾病。有些病变如做阴囊镜检应该有镜下表现,但该病的治疗不需要做阴囊镜检,故从掌握阴囊镜的指征上考虑,未获镜下表现,如睾丸恶性肿瘤,通过体查及其他影像检查已可明确诊断,而其手术部位切口在腹股沟,因此,不需要做阴囊镜检查,自然也未获阴囊镜下表现图像。

一、鞘膜及鞘膜腔病变

1. 鞘膜慢性增厚性炎症 鞘膜的炎症可以原发于鞘膜的本身,多表现为壁层及脏层鞘膜均累及。慢性炎症改变导致鞘膜增厚、光泽消失、表面凹凸不平,血管纹路不清、鞘膜腔缩小,有时可见炎性粘连带(图 4-4-1,图 4-4-2)。鞘膜炎症也可以继发于附睾炎、睾丸炎等器官炎症改变,表现为睾丸、附睾器官附近局部鞘膜的炎症表现,如附睾炎累及局部鞘膜炎病变并粘连(图 4-4-3)。

2. 鞘膜黏膜下病变 鞘膜本身无病变,但因正常鞘膜较薄且透明,鞘膜黏膜下组织的病变,有时可在阴囊镜下被发现,如阴囊壁或阴囊纵隔的肿块(图 4-4-4)。

3. 鞘膜腔积液 睾丸鞘膜积液时,鞘膜腔容量增大,可出现在一个视野下,见不到睾丸、附睾内容物等情况(图 4-3-2)。镜检时需注意鞘膜积液的性质,是正常的淡黄色还是血性、乳糜性、混浊的脓性,异常的积液需送生化等化验检查。鞘膜积液微创手术前的镜检其目的是了解阴囊内有否导致继发性鞘膜积液的原发病变。不与睾丸鞘膜腔相通较大精索鞘膜积液做阴囊镜检,其目的和方法与睾丸鞘膜积液一样。

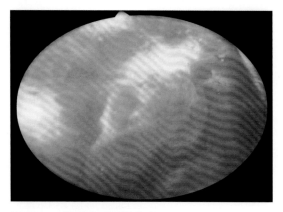

图 4-4-1　鞘膜壁层慢性炎症

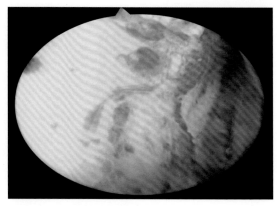

图 4-4-2　鞘膜脏层慢性炎症

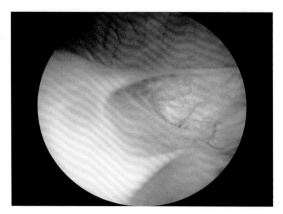

图 4-4-3　附睾炎累及局部鞘膜炎症粘连

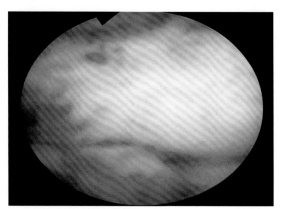

图 4-4-4　鞘膜黏膜下壁内肿瘤

4. 鞘膜腔结石　鞘膜腔结石呈黄色,形状可不规则,在鞘膜腔内不固定,随灌注液冲动可移动(图 4-4-5)。

二、睾丸病变

1. 睾丸炎　睾丸炎有原发于睾丸本身,或继发于附睾炎症,当睾丸炎与睾丸扭转不易鉴别时,需做阴囊镜检,观察睾丸血运情况。附睾炎可波及睾丸形成粘连(图 4-4-6)。

2. 睾丸扭转　体查及影像学检查疑睾丸扭转或确认有睾丸扭转,均主张做阴囊镜检查。镜下观察睾丸血运、颜色,排除睾丸炎。当发现为睾丸扭转时,即做手术处理病变。睾丸扭转依据扭转程度与时间不同,可有血运差甚至睾丸坏死的不同表现(图 4-4-7,图 4-4-8)。

3. 睾丸损伤　由于外力作用下阴囊可形成阴囊与内容物损伤,如为开放性损伤,可行手术探查,不需要阴囊镜检查。如为闭合性损伤,阴囊血肿,需行阴囊镜微创检查。镜下仔细观察阴囊内壁及阴囊内容物有否损伤,有否活动性出血。睾丸破裂时可见睾丸白膜有裂口,

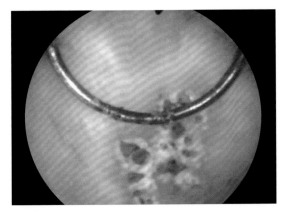

图 4-4-5　鞘膜腔结石

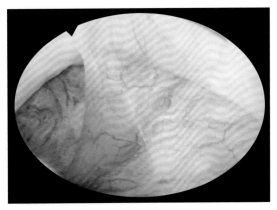

图 4-4-6　附睾炎波及睾丸粘连

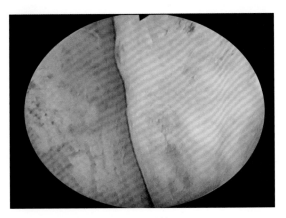

图 4-4-7　睾丸扭转，睾丸变青紫色

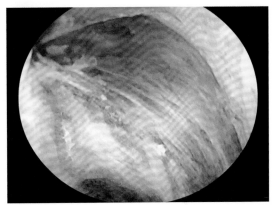

图 4-4-8　睾丸扭转，睾丸坏死

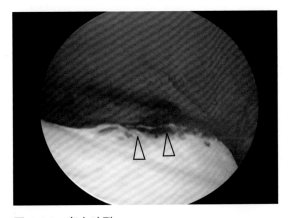

图 4-4-9　睾丸破裂
箭头所示为睾丸破裂的断面

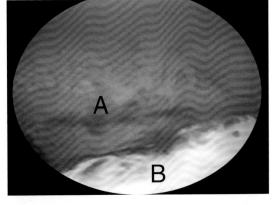

图 4-4-10　睾丸破裂
A 为睾丸破裂后出血的血块，B 为睾丸破裂的睾丸层面

　　裂口大小不一，可见有睾丸内生精小管组织凸出于裂口外（图 4-4-9，图 4-4-10）。

三、附睾病变

1. 附睾炎　炎性病变有颜色、光泽、分泌物、充血与否及是否明显炎性粘连带等特有变化,在阴囊镜下观察这些特有变化非常清晰,超声检查则无法显示出来。慢性附睾炎在镜下表现为附睾充血、暗红色、光泽差,整个附睾体和头部均匀肿大,严重时可见分泌物,病史长者还可见附睾头与阴囊内壁及睾丸间有纤维粘连带形成(图 4-4-11,图 4-4-12)。附睾尾部的炎症,由于有壁层鞘膜覆盖,常在镜下表现不明显,临床上主要靠体查及 B 超检查。

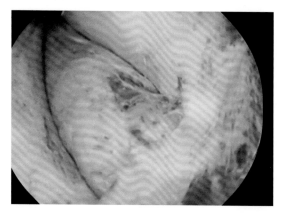

图 4-4-11　附睾头部炎性肿大

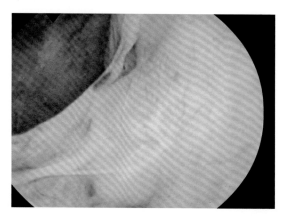

图 4-4-12　附睾炎炎性粘连带

2. 附睾囊肿　附睾囊肿发生的常见部位是附睾头部,而体部及尾部很少发生。附睾囊肿呈圆形或卵圆形,表面光滑,透明状,可见囊肿表面有鞘膜覆盖的血管纹路,囊肿与周围组织界线清楚。附睾头部前面及上面囊肿面向阴囊镜视野容易被发现,附睾头部后面囊肿镜下不易被发现,需镜前端进入附睾头部向下压及应用阴囊外手辅助操作技术,可见到头部后面囊肿(图 4-4-13,图 4-4-14)。

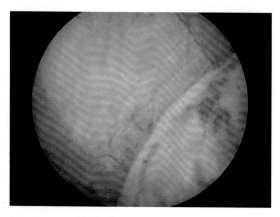

图 4-4-13　附睾囊肿

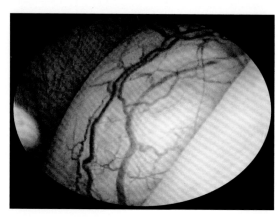

图 4-4-14　附睾囊肿

3. 附睾结核 附睾结核可发生于整个附睾,但多发生于附睾尾部,呈硬结改变,硬结凹凸不平大小不等,通过体查可触及附睾尾部体征,但如仅在附睾尾部形成硬结,附睾镜下不一定能发现病变。在附睾头部及体部的结核病变,在镜下也呈慢性炎症改变,有时与慢性附睾炎不易鉴别。此时需做阴囊镜下组织活检,可区分附睾炎与附睾结核。

4. 附睾肿块 阴囊镜下可清晰辨认附睾实质性肿块与附睾囊肿,囊肿为透明的圆形肿块,而实质性肿块则为不透明的局部隆起(图4-4-15,图4-4-16)也应注意位于附睾头部后面不易发现的肿块,发现肿块时应注意其部位、形状、大小、色泽。根据具体情况取活检或用高频电刀在电切镜下将肿块切除,也可用钳将其拖至阴囊切口处予以切除。

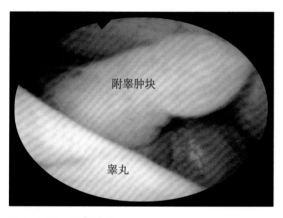
图 4-4-15 附睾肿块

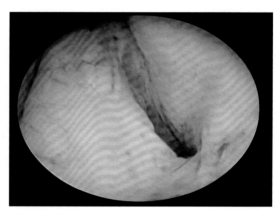
图 4-4-16 附睾肿块

四、精索病变

1. 精索静脉曲张 单纯精索静脉曲张,没有合并睾丸及附睾其他病变与损伤常不需做阴囊镜检,因为体查及B超已可以明确诊断,而且如需手术治疗其手术部位不在阴囊鞘膜腔内,在合并有其他睾丸、附睾等病变需做阴囊镜检查时,可发现精索静脉曲张的镜下表现。由于鞘膜并不是环绕覆盖包绕精索,镜下所见精索并不是呈条索状,且由于鞘膜腔充盈压力的作用,因此,轻度精索静脉曲张在镜下可无特殊表现,在中、重度精索静脉曲张患者可见到在附睾头上方,鞘膜腔后壁有微凸出的精索条索及血管(图4-4-17)。

2. 精索囊肿 鞘膜腔段精索发生的囊肿可在阴囊镜下观察到,其他部位的囊肿则无法在阴囊镜下观察到,但可利用阴囊镜做鞘膜积液腔内检查,排除原发病变(图4-4-18)。

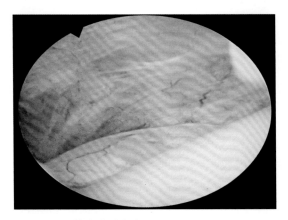

图 4-4-17　精索静脉曲张

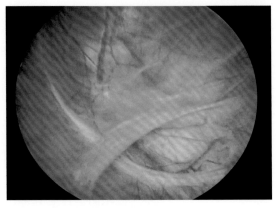

图 4-4-18　非鞘膜腔段精索囊肿腔内镜检

参 考 文 献

［1］ 杨金瑞,黄循. 阴囊内窥镜技术(附 15 例报告)［J］. 中华泌尿外科杂志, 1992,13(3):199.

［2］ 杨金瑞,黄循. 阴囊内窥镜术在阴囊内疾患诊疗上的应用［J］. 湖南医科大学学报,1994,19(02):175-176.

［3］ 杨金瑞,黄循. 阴囊内窥镜与 B 型超声诊断阴囊内疾病的对比观察［J］. 中华外科杂志,1996,34(03):173-175.

［4］ 杨金瑞. 泌尿外科临床进修手册［M］. 湖南科技出版社,2003.

［5］ 叶华茂,刘智勇,许传亮,侯建国,孙颖浩. 阴囊镜技术在睾丸扭转早期诊断中的应用［J］. 微创泌尿外科杂志,2013,02:117-118.

［6］ Wang Z,Wei YB,Yin Z,et al. Diagnosis and Management of Scrotal Superficial Angiomyxoma With the Aid of a Scrotoscope:Case Report and Literature Review ［J］. Clin Genitourin Cancer,2014.

［7］ Bin Y,Yong-Bao W,Zhuo Y,et al. Minimal hydrocelectomy with the aid of scrotoscope:a ten-year experience ［J］. Int Braz J Urol,2014,40(3):384-389.

［8］ 尹焯,杨金瑞,王钊,等. 阴囊镜在睾丸附睾疾病诊断与治疗中的应用［J］. 北京大学学报(医学版),2015,47(4):474-478.

［9］ Yang JR,Wei YB,Yan B,et al. Comparison between Open Epididymal Cystectomy and Minimal Resection of Epididymal Cysts Using a Scrotoscope:A Clinical Trial for the Evaluation of a New Surgical Technique ［J］. Urology. 2015 Jun;85(6): 1510-4.

第五章

阴囊镜下手术基本技术

阴囊镜手术基本技术包括镜检技术及手术技术,其手术技术主要包括汽化及等离子切割技术。我们选择的是等离子切割技术,阴囊镜下等离子切割技术是一种新型的电切技术,各种操作动作需要相互协调,紧密配合,控制灌注液的流量,保持视野清楚,熟练应用切割与凝固电流。由于经尿道前列腺电切术的普及,大大缩短了阴囊镜下等离子切割技术的学习曲线,具备了经尿道前列腺电切技术的医师通过短期的训练能掌握阴囊镜下等离子切割技术。

第一节　阴囊镜的掌握方法

一、双手持镜法

这是比较常用的方法。左手扶持稳定镜鞘,控制灌注液开关,右手控制工作件进行镜检、切割与电凝止血(图 5-1-1)。灌注液开关及流量大小一般由左手拇指,或拇指与示指共同控制。左手扶持稳定阴囊镜,协作内外移动及转动镜鞘。

二、单手持镜法

在行镜检需不断的调整方向及窥视的角度时或行精细电切时需术者自己的另一只手协助固定阴囊及内容物,可以采用单用右手操作,术者右手控制操作件进行镜检、切割与电凝止血,由助手扶持稳定夹住阴囊壁起固定作用的组织钳。也可左手应用阴囊外手辅助技术协同右手操作(图 5-1-2)。

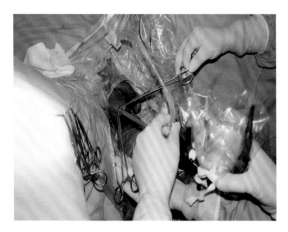

图 5-1-1　双手持镜

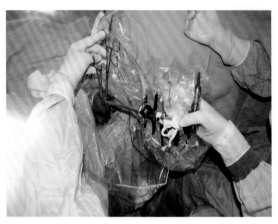

图 5-1-2　单手持镜

第二节　灌　注　方　法

一、灌注液流量与压力

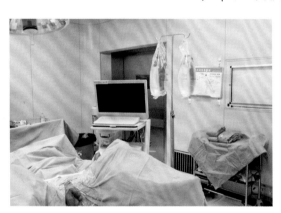

图 5-2-1　灌注液高度约 60cm

电切及汽化手术离不开灌洗,灌洗的目的是清除血液,充盈鞘膜腔,保持清晰的视野。灌注液的流量决定于灌注液容器的高度及导管的口径。灌注液容器在患者耻骨联合以上 60cm 为宜(图 5-2-1)。

在阴囊镜检查和手术中,由于创面小,灌注液很少通过手术区被切开的静脉进入血液循环,造成血容量迅速增加,出现低钠血症。一般术中灌注压能使阴囊鞘膜腔充盈,满足手术视野清晰就行,必要时可根据情况对容器的高度做适当的调整。在阴囊鞘膜腔充盈接近其最大容量时,灌注液的流速就会减慢,当鞘膜腔内压与灌注容器中的静压相等时,灌注液的流速即为零。灌注液流速减慢,视野的清晰度就会受到影响,即便是小血管出血也常致视野模糊。一旦出现上述征象,即应暂停切割,排出灌注液。为保证鞘膜腔充盈及视野清晰,阴囊镜电切手术时,常常呈持续灌注,灌注液不断进入鞘膜腔,在阴囊切口处流出,在阴囊外有收集引流袋。根据手术需要及出血情况随时调节流量,以能满足手术要求为准。

二、手术中灌注方法

阴囊镜手术中需不断地进行灌洗,以保持视野清晰。采用的是连续灌注法,此法采用连续灌注切除镜,灌注液由镜鞘的内腔进入,主要

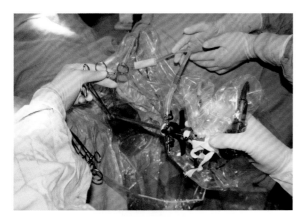

图 5-2-2　灌注液从阴囊小切口流出

经阴囊切口与镜体的间隙流出。连续灌注切除的优点是手术可不间断地进行，由于流出道明显小于流入道，可以保持阴囊鞘膜腔始终处于充盈状态。保持阴囊鞘膜腔一定压力，且灌注液是流动的，视野清晰(图 5-2-2)。手术创面不大，手术一般比较安全，一般不会有较多的灌注液进入血液循环。

三、排除视野中气泡

视野中气泡经常来自进水的管道，随灌注液的水流进入鞘膜腔，因气泡影响手术视野，因此应减少鞘膜腔内气泡出现并排出气泡。

1. 操作件与镜鞘之间的卡口必须扣好。

2. 置入镜体入阴囊切口前，先打开进水开关，水流连贯后再进鞘膜腔。

3. 保持灌注液连续灌洗，特别是在切割或电凝时，尤其是电凝时易产生气泡，只要灌注液流动，气泡可被冲掉。

4. 对在镜前端的气泡不易被灌注液冲动时，可旋转镜体 180°，并稍抖动镜体，气泡可消失(图 5-2-3，图 5-2-4)。

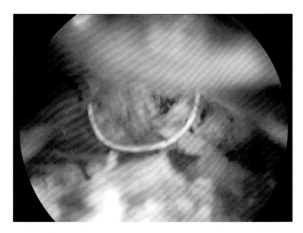

图 5-2-3　视野中气泡

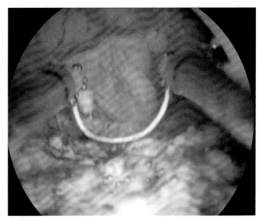

图 5-2-4　视野中气泡排除

四、排除组织碎块的方法

每次排出灌注液时可一并有组织碎块排出。应注意在每次排出灌注液时，使镜鞘前端靠近组织碎块积存较多处，有利于碎块的排出。最后剩少许组织碎块，用切割环钩出来即可。

术毕时用聚维酮碘溶液灌洗器置于电切镜镜鞘尾部冲洗出残余

组织碎块(图 5-2-5,图 5-2-6)。先将灌洗器充满灌注液,操作时取出操作件,接好灌洗器,轻轻反复挤压球囊,组织碎块沉入玻璃葫芦的底部,注意调节挤压幅度,不要用力过猛。挤压皮球时应把进水开关关上,以免灌注液回流。

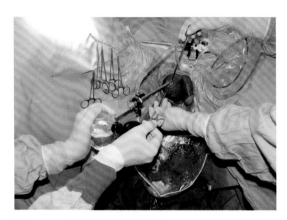

图 5-2-5　艾力克冲洗组织碎块

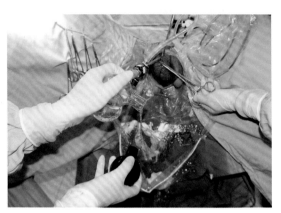

图 5-2-6　艾力克放出组织碎块

第三节　汽化及等离子切割技术

一、切割技术

在用汽化及等离子切割环进行切割操作时,将要切割的组织置于切割环与镜鞘前端之间,而后启动切割电流,将切割环拉回镜鞘,即完成一次切割。根据术中局部具体组织形态及术者习惯的不同,在进行切割时可以采用以下几种不同的方法。

1. 先定起点的切割方法　在手术开始时,常采用先定起点切割方法,避免在起点外损伤其他组织(如精索及睾丸)。方法是先将切割环放在打算开始切割的部位,避开邻近的正常组织。一面伸出切割环,一面将镜鞘向近端外撤,使切割环固定在原来的位置不动。然后启动切割电流,使切割环拉回镜鞘,完成切割(图 5-3-1)。

2. 先定终点的切割方法　把镜鞘前端固定在切割的终点。先用镜鞘前端覆盖术野中要保护区域,或是要切割的终点,再将切割环外伸,越过要切除的组织。然后启动切割电流,将切割环拉回镜鞘,切除组织。此法之优点是镜鞘前端保护了邻近的组织(图 5-3-2)。

3. 逆行切割法　是在切割环伸出时进行切割,切割方向与收回环的方向相反,称为逆行切割法,或称之为倒切法。此法有一定的危险,它不同于其他切割方法,切割的方向远离视野,终点常看不清楚。因此仅在小的不平滑处,局部组织斜向下或在一些特殊角度,或仅剩

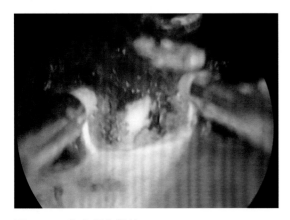

图 5-3-1 先定起点切割

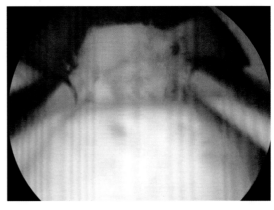

图 5-3-2 先定终点切割

组织残缘,用一般方法不好处理的部位可用逆行切割法。用逆行法切割时,逆切段不能过长,速度应放慢,常点到为止。边切割边将镜鞘前端翘起,以避免切割太深而损伤其他器官和阴囊壁(图 5-3-3)。

4. 套切法 手术末期,一些小的组织不易切除,可将小块组织套入切割环,卡在切割环与镜鞘之间进行切割,效果较好。由于组织被固定在切割环与镜鞘之间,有利于切割电流通过,切割作用会更好,稍前移或后移镜鞘即可使组织断开(图 5-3-4)。

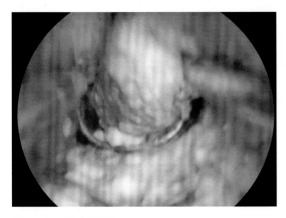

图 5-3-3 逆行切割

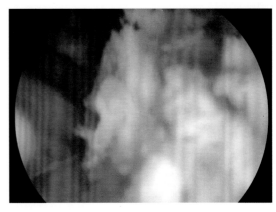

图 5-3-4 套切

二、切割步骤

1. 连续切割方法 用连续切割的方法将一部分组织切除,切割环每切一次紧靠前一次,必要时电凝止血,使手术野边界清楚。先将大部分组织清除,再将视野平面清除平整,如附睾切除,可应用连续切割方法,手术开始时有很多附睾组织需要切除,切割环可以切的深一些。靠近睾丸白膜及鞘膜壁层时就要切得薄一些,切除深度可用调节镜鞘角度来控制。

2. 控制切割深浅　在切割时抬高目镜端,切除镜的前端就会降低,切割环就会切入组织深一些。在切割要结束时向相反方法做同样动作,则使切除组织变薄。

<h2>第四节　术中组织的辨认</h2>

<h3>一、手术中各种组织的形态</h3>

1. 附睾炎电切创面的组织形态　慢性附睾炎及附睾结核充血、肿大、光泽差,与周围粘连。病变时间长短不一,其组织结构致密程度不一。附睾结核沿附睾纵行走行与睾丸及鞘膜均有粘连。组织切面呈黄白色,切除致密附睾组织时,反而出血较少,与周围有一定界限。附睾结核病变时,切除过程中有时能看到乳白色的干酪样坏死组织溢出(图 5-4-1),像黄白色牙膏一样冒出来。附睾切除后深面可见浅暗红色有纤维索创面说明深度已足够(图 5-4-2)。

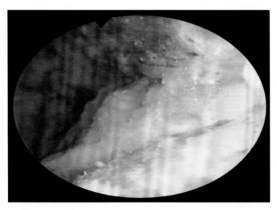 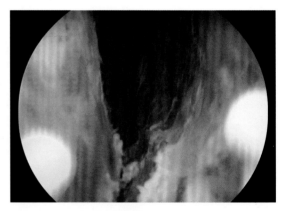

图 5-4-1　附睾创面干酪样坏死组织　　　　图 5-4-2　附睾切除后创面

2. 附睾肿瘤电切创面的组织形态　附睾肿瘤在附睾头部多见,呈局部隆起,与周围一般无粘连。各种不同肿瘤其电切创面镜下表现不一,一般较致密,黄色,有时呈黄白色,与周围正常附睾组织有界线。如为腺瘤样瘤时,创面可见酱色较软性组织和液体流出。

3. 附睾及精索囊肿去顶组织形态　囊肿为透明圆形,表面有小血管走行。附睾囊肿去顶后,由于周围附睾组织压力减低后会膨胀使囊肿残腔缩小(图 5-4-3),观察去顶囊肿腔口是否足够大,引流通畅否,必要时用电切环扩大开口,注意止血。精索囊肿去顶后,一般无残腔收缩过程,精索部位操作不宜过深,有血管出血点时可点状止血。

4. 鞘膜下创面组织形态　鞘膜切除后再做镜检可见鞘膜下创面为稀疏网状纤维组织(图 5-4-4),不光滑,无光泽,有出血点可电凝止

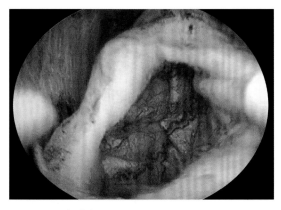

图 5-4-3　囊肿去顶后残腔

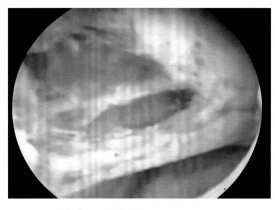

图 5-4-4　鞘膜下网状纤维组织

血,出血点多在鞘膜残缘。做附睾电切时损伤鞘膜壁也可见创面为网状纤维组织。

5. 睾丸白膜破损组织形态　外伤下可致睾丸白膜破裂损伤,睾丸组织外露。或附睾切除时,如附睾与睾丸有紧密粘连,有可能误伤睾丸白膜,即使有微小裂口创面,也可能见到凸出的睾丸白膜内生精小管组织,呈细黄色管状(图 5-4-5)。

6. 睾丸扭转坏死组织形态　镜下见睾丸扭转的组织形态,主要是观察白膜颜色,由于血运差,睾丸白膜可呈青紫色,或黑色。附睾的颜色也反应出睾丸血运情况,坏死时亦呈黑紫色(图 5-4-6)。

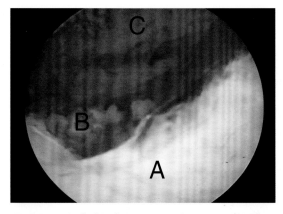

图 5-4-5　白膜破损睾丸组织,图中 A 所示为白膜,B为白膜破口,C 为曲细精管组织

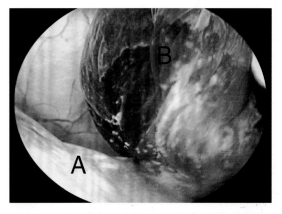

图 5-4-6　睾丸扭转附睾坏死,图中 A 为坏死的睾丸,B 为坏死的附睾

二、影响术中组织辨认的因素

1. 电流切割作用要完好。如切割电流时组织损伤重,切面被覆一层棕黄色膜,组织结构则难以区分。见于用粗切割环及高电流强度时。快速切割及适当的电流强度有利于识别创面组织。

2. 止血要彻底。如果创面上有一层血块覆盖,会影响对创面组织的辨认,要用切割环刮去血块才能看清创面组织结构。

3. 看不清创面组织结构时,可将阴囊镜靠近组织,这样略有放大效果。

4. 照明要充分,但也不应过强。光线过强不利于创面细致观察。

5. 灌注液灌注需及时有效,尤其有活动出血点时。

6. 注意排除水泡,尤其是集聚在镜前端水泡的干扰。

第五节 止血技术

一、寻找出血点

手术过程中要止血必须先看到出血点(图 5-5-1),要做到准确及时的发现出血点。应注意如下几点:

1. 熟悉阴囊镜的使用,术者应熟悉自己所有使用器械的性能。

2. 保持切除区视野清晰,尽可能保持创面平整,因为切除区不规则或凹凸不平,血管不易发现,不便于处理出血。每切除一个区域后就坚持完善的止血。

3. 要注意灌注液的流速和出血的速度相匹配,较大的出血则常需放开最大的流速。要看清静脉出血点和一些小的出血点,应将流速减小。

4. 可借助辅助手(一般是左手)从阴囊外压迫住出血部位,逐渐移除压迫,找到出血点。

二、凝固止血的方法

1. 睾丸、附睾及鞘膜手术绝大多数的出血点可用切割环直接电凝止血(图 5-5-2)。

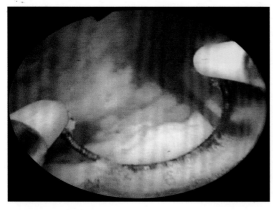

图 5-5-1 附睾创面出血点

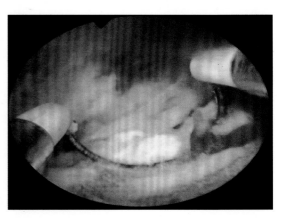

图 5-5-2 附睾创面出血点止血

2. 对于精索的血管出血电凝止血应慎重,以防损伤睾丸动脉导致睾丸萎缩,需在充分显示出血点,证实不是动脉出血且远离动脉搏动时可电凝,注意控制深度,尽量避免副损伤。如切除区出血视野仍不清晰,应及时改开放手术。

3. 隆起的附睾组织后方出血,出血点被不平的组织隆起挡住,可将隆起的附睾组织切平,看到出血点再凝血。

三、术毕前的检查

排出全部切除组织碎块后,准备结束手术前,要再次检查手术野,保证止血已彻底,如灌注液流出清亮则止血彻底,否则需再检查。任何一个出血点都必须予以电凝。不要指望依靠术后托起阴囊压迫止血来解决问题。

第六节　引流技术

根据术式的不同,是否留置引流及引流方式不同。

一、不放引流

单纯的阴囊镜检,时间不长,未做组织活检,可不放引流。

二、鞘膜腔引流

术中有手术操作活检或小渗血、感染,术后可留置引流膜,血管钳将引流膜直接置入到鞘膜腔中并固定(图 5-6-1,图 5-6-2)。

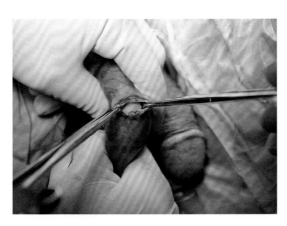 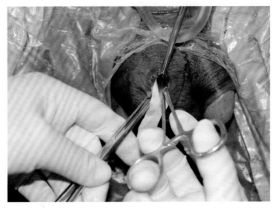

图 5-6-1　阴囊镜下小切口　　　　　图 5-6-2　鞘膜腔引流膜引流

三、鞘膜腔引流及阴囊壁引流

对于阴囊损伤,阴囊壁血肿,如睾丸损伤、睾丸扭转处理后,视病情鞘膜腔置引流膜及阴囊壁血肿切开置引流膜。

四、鞘膜腔内双引流

阴囊镜下睾丸白膜下切除时,可在白膜下及鞘膜腔分别置引流膜。阴囊内容物脓肿引流时也需在脓肿部位及鞘膜腔内分别放置引流(图5-6-3)。

图5-6-3　鞘膜腔及白膜腔双引流

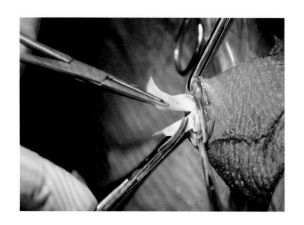

第七节　阴囊外手辅助操作技术

由于阴囊壁组织松软,阴囊内容物睾丸、附睾、精索及阴囊壁和鞘膜腔的病变可通过触诊被发现。同样,在阴囊镜的检查及手术治疗中,也可通过阴囊外的术者及助手之手,应用触摸、固定、摆动、托举、提拉等技术动作,协助完成阴囊镜手术。

一、阴囊外手辅助技术方法

1. 触摸　相同于阴囊部位体检的触诊,通过触摸,可进一步明确阴囊及内容物病变的部位、大小、形状、质地、活动度等指标,为阴囊镜检查及手术提供帮助(图5-7-1)。

2. 固定　由术者左手或由助手固定阴囊内病变部位器官,使之不要来回滑动,使手术中检查及手术定位准确(图5-7-2)。

3. 摆动　通过术者左手捏住阴囊内某部位摆动方向,或通过助手提拉固定在阴囊壁切口的组织钳摆动,显露阴囊内病变部位。如通过摆动技术,使阴囊内睾丸稍偏移,更好显露位于睾丸后缘的附睾体或睾丸上端的附睾头(图5-7-3)。

4. 托举　术者左手示指及中指在阴囊外顶起阴囊内病变部位,使其在阴囊镜下显露更清楚,及手术切除更精准。如左手示指及中指在阴囊外顶附睾尾部,使附睾尾部肿块等病变切除更精准(图5-7-4,图5-7-5)。

5. 提拉　由术者左手拇指与示指夹住一把组织钳,中指与环指

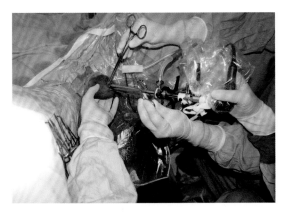

图 5-7-1　触摸技术

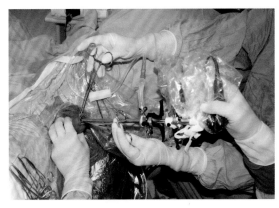

图 5-7-2　固定技术

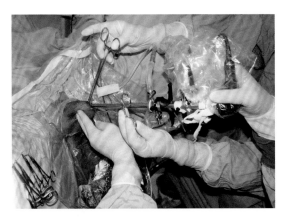

图 5-7-3　摆动技术

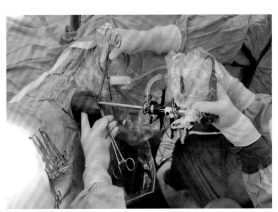

图 5-7-4　托举技术

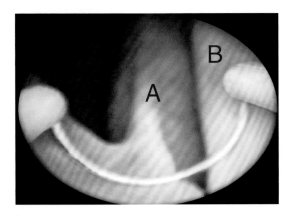

图 5-7-5　附睾尾部肿块被顶起，图中 A 所示为附睾尾部，B 为睾丸

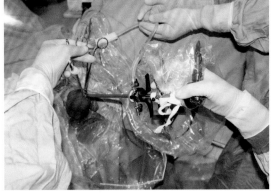

图 5-7-6　提拉技术

夹住另一把组织钳，向上及向术者方向提起，或由助手提拉两把组织钳。使阴囊壁不易塌瘪，便于灌注液充盈鞘膜腔，使阴囊镜下检查及手术有足够的视野（图 5-7-6）。一般在阴囊镜检查及手术常持续应用提拉技术。

二、常见阴囊镜检查及手术中阴囊外手辅助技术

1. 阴囊切口的建立及置镜　建立阴囊微创小切口时,需从皮肤开始逐层切开至切开鞘膜进入鞘膜腔。为使切开层次清楚,需术者左手及助手左手应用固定技术固定睾丸,使其紧贴阴囊壁(图4-1-2)。在进入鞘膜腔后,用两把组织钳分别夹住阴囊壁切口两侧全层(图4-1-6)。应用提拉技术提起组织钳,便于放入阴囊镜前端。

2. 阴囊镜检查及活检　提拉起阴囊固定钳,使阴囊鞘膜腔便于充盈,也方便阴囊镜镜检。需要做病变活检时,可应用固定或摆动技术,使活检部位显露与活检钳接触及固定,便于活检(图4-2-3)。因此,阴囊镜的活检一般不需要配备转向器。

3. 附睾及精索囊肿去顶　有时精索囊肿部位可被附睾头挡住,或附睾囊肿位于附睾后侧时,则需应用摆动技术使之显露于视野并固定,方便电切去顶。

4. 附睾头部肿块切除　当肿块位于附睾头后侧时,应用摆动技术显露。肿块位于附睾头顶端时,固定附睾及提拉阴囊,电切肿块(图4-2-6),或利用小切口拖至切口处切除。

5. 附睾切除　附睾炎性粘连,在纵行的附睾两侧与鞘膜和睾丸粘连,为避免误伤睾丸和切破鞘膜壁,可应用提拉技术,充盈鞘膜腔及固定附睾,电切附睾(图4-2-5)。

6. 附睾尾肿块切除　由于附睾尾部被鞘膜壁层覆盖,在阴囊镜下一般看不到附睾尾部,因此,通过触摸发现的附睾尾的肿块,在阴囊镜下可能见不到,仅见到睾丸下端的壁层鞘膜。电切时可先切开鞘膜壁,应用托举技术顶起附睾尾部,使附睾肿块向阴囊鞘膜腔内凸起,便于电切精准及彻底。

7. 睾丸破裂修补　闭合性阴囊损伤用阴囊镜探查,术中应用提拉及摆动、托举等阴囊外手辅助技术,目的是要看清睾丸、附睾、阴囊内全貌,避免遗漏病变,及时发现睾丸破裂(图4-2-9)。

8. 睾丸白膜下切除　阴囊镜手术应用提拉、固定、摆动等技术,使睾丸固定在一定位置不滑动情况下行白膜下睾丸内容物切除及白膜腔内止血(图4-2-13,图4-2-14)。

参 考 文 献

[1]　Shafik A. The serotoscope. A new instrument for examining the scrota contents [J]. Br J Urol. 1990,65(2):209-210.

[2]　杨金瑞,黄循. 阴囊内窥镜技术(附15例报告)[J]. 中华泌尿外科杂志, 1992,13(3):199.

［3］ 杨金瑞,黄循.阴囊内窥镜术在阴囊内疾患诊疗上的应用［J］.湖南医科大学学报.1994,34(3):175-176.

［4］ 杨金瑞,黄循.阴囊内窥镜与B型超声诊断阴囊内疾病的对比观察［J］.中华外科杂志,1996,34(03):173-175.

［5］ 杨金瑞.泌尿外科临床进修手册［M］.湖南科技出版社,2003.

［6］ 梅骅,陈凌武,高新.泌尿外科手术学［M］.人民卫生出版社,2008.

［7］ 刘春晓.实用经尿道手术学［M］.人民卫生出版社,2008,35-43.

［8］ 龚以榜.阴茎阴囊外科［M］.人民卫生出版社,2009.

［9］ 叶华茂,刘智勇,孙颖浩.阴囊镜技术在睾丸扭转早期诊断中的应用［J］.微创泌尿外杂志.2013,2(2):117-118.

［10］ Wang Z,Wei YB,Yin Z,et al. Diagnosis and Management of Scrotal Superficial Angiomyxoma With the Aid of a Scrotoscope:Case Report and Literature Review［J］. Clin Genitourin Cancer,2014.

［11］ Bin Y,Yong-Bao W,Zhuo Y,et al. Minimal hydrocelectomy with the aid of scrotoscope:a ten-year experience［J］. Int Braz J Urol,2014,40(3):384-389.

［12］ Yang JR,Wei YB,Yan B,et al. Comparison between Open Epididymal Cystectomy and Minimal Resection of Epididymal Cysts Using a Scrotoscope:A Clinical Trial for the Evaluation of a New Surgical Technique［J］. Urology. 2015 Jun;85(6):1510-4.

第六章

阴囊镜手术的并发症及防治

第一节　建立切口入路的并发症及防治

阴囊分为左右两个囊腔,同侧之睾丸、附睾及下段精索位于相应之囊腔内。胚胎时期,腹膜随睾丸下降而呈囊状,称为鞘状突。出生前鞘状突与腹股沟管内环至睾丸之间闭锁,睾丸部仍呈囊状,为鞘膜腔。

阴囊壁由外至内解剖层次可分为:皮肤,肉膜,精索外筋膜,提睾肌,精索内筋膜及鞘膜。在进行阴囊镜手术时,切口入路通常选择在患侧阴囊前壁偏下皮肤,此处血管相对分布较少,且便于手术操作。在此处取约 0.5~0.8cm 长的切口(图 6-1-1),依次切入鞘膜腔。为使准确切入鞘膜腔,术者左手及助手左手需将患侧阴囊内的睾丸挤向前方紧贴阴囊壁,轻轻依次切入,当可见少量淡黄色清亮液体流出,或已见到睾丸白膜时,即已进入鞘膜腔(图 6-1-2)。此时用两把组织钳于切口两侧分别夹住阴囊壁全层(图 6-1-3),由助手提起。经切口置入阴囊内镜检查(图 6-1-4),观察过程中持续灌注生理盐水,保持阴囊处于充盈状态。

一、组织分离中误入阴囊壁夹层及防治

1. 发生机制　在阴囊前壁做小切口,依次切入进入鞘膜腔过程中,用蚊嘴钳或小弯钳分离时偏离方向,在阴囊壁筋膜之间分离,越分越深却达到不了鞘膜腔,甚至形成阴囊壁小血肿。

2. 预防及处置　强调术者左手及助手左手将睾丸持续固定并挤向阴囊壁,且保证贴近阴囊壁的是睾丸前面,这样可使阴囊壁呈展开状态,并缩短从皮肤到鞘膜的距离,使分离层次清晰,解剖层次正确。

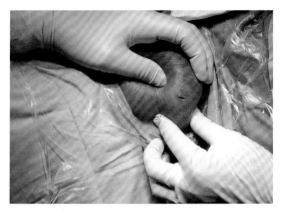

图 6-1-1　阴囊前壁做皮肤切口

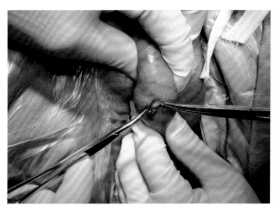

图 6-1-2　逐层切开　进入鞘膜腔

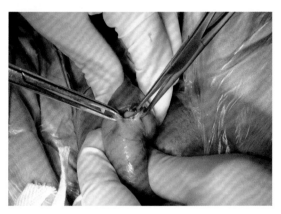

图 6-1-3　两把组织钳分别钳夹阴囊壁全层

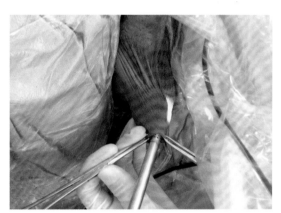

图 6-1-4　置入阴囊镜检查

而且术者右手及助手右手交替用钳分离及剪开筋膜,避免同时松钳失去解剖层次。分离层次的方向垂直于固定的睾丸表面,如误入阴囊壁夹层,仍可及时调整方向,注意止血。

二、分离进入鞘膜腔误伤睾丸白膜及防治

1. 发生机制　当解剖不清或未知晓已切开鞘膜时,将睾丸白膜当鞘膜切开,误伤睾丸白膜。

2. 预防及处置　在分离各筋膜层次时,用组织剪剪开,而不是用刀片切开,刀片切开仅用于阴囊皮肤切开时。因组织剪刀前端圆钝,可避免伤及白膜。如误伤白膜,即时用可吸收 4-0 缝线于小切口处缝合白膜。

三、附睾损伤及防治

1. 发生机制　在将睾丸固定贴近阴囊壁时,误将睾丸下端附睾尾部贴近阴囊壁,或误将附睾体部贴近阴囊壁,当分离进入鞘膜腔时,因未见到睾丸白膜标志,误分离伤及附睾。

2. 预防及处置　切开皮肤前,一定要触摸清楚是睾丸中部前面紧贴阴囊壁。按切口建立步骤仔细分离操作。如误伤及附睾,微小损伤不出血可不予处理,如有出血点及损伤较大,要利用阴囊小切口用4-0可吸收缝线修补缝合。

四、阴囊镜前端误入阴囊壁夹层及防治

1. 发生机制　阴囊切口两侧夹闭的组织钳未夹闭住阴囊壁全层,而是仅夹住了一部分,致使阴囊镜前端误入阴囊壁夹层,可形成出血或水肿(图 6-1-5,图 6-1-6)。

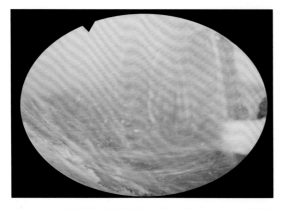

图 6-1-5　阴囊镜前端误入阴囊壁夹层,可见网状纤维组织

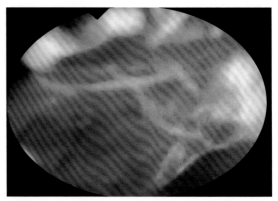

图 6-1-6　阴囊镜前端误入阴囊壁夹层,可见阴囊壁内淤血

2. 预防及处置　阴囊壁切口两侧全层应用组织钳夹闭,避免仅夹住一部分。进镜时要看清楚,避免使用暴力。如误入阴囊壁夹层,可退出阴囊镜,重新用组织钳夹住切口处阴囊壁全层,再重新置镜。

第二节　出血及防治

阴囊镜手术出血,根据部位主要可分为阴囊壁出血,鞘膜出血,睾丸及附睾出血,以及精索血管出血等。出血原因多与术中损伤相应组织器官、阴囊内病变治疗操作后未彻底止血及术后未托起抬高阴囊有关。根据出血部位及原因不一,处理措施也有差异。

一、阴囊壁与鞘膜出血及防治

1. 发生机制
(1) 在阴囊壁建立切口入路时误入阴囊壁夹层。
(2) 阴囊镜误入阴囊壁夹层形成出血。
(3) 在做鞘膜切除手术时,鞘膜创面出血。
(4) 阴囊镜下电切病变组织时伤及鞘膜。

2. 预防及外置　阴囊壁夹层出血按本章第一节方法处置。鞘膜切除术中鞘膜活动性出血应电凝及结扎止血(图6-2-1)。再次置镜观察时,鞘膜切除后阴囊壁创面用电凝彻底止血(图6-2-2~图6-2-4)。

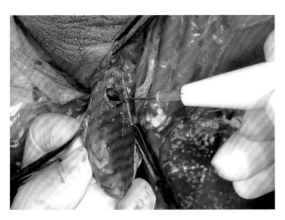

图 6-2-1　切除多余鞘膜并电凝止血

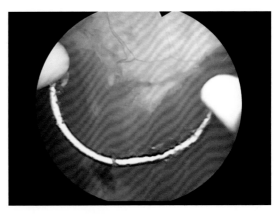

图 6-2-2　阴囊镜下电凝止血

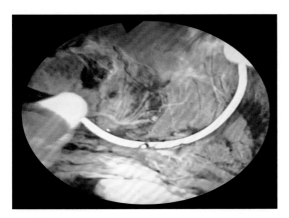

图 6-2-3　阴囊镜下电凝止血

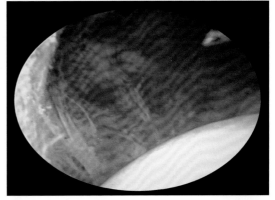

图 6-2-4　阴囊镜下止血后创面,右侧为睾丸边缘

二、睾丸、附睾与精索血管出血及防治

1. 发生机制　主要与术中不慎损伤相应组织器官及手术操作后未彻底止血有关。

2. 预防及处置　术中需小心操作避免损伤其他组织器官,术毕结束手术前再次仔细观察阴囊内容物及创面,彻底止血,术后常规留置橡皮膜引流及抬高托起阴囊。如出现严重阴囊内积血需切开阴囊,清除血块及止血。

第三节　睾丸与精索损伤及防治

睾丸及精索损伤的原因多为术中操作者不熟悉阴囊内容物的解

剖结构,或是行手术损伤中不慎损伤术区组织器官等。

一、睾丸损伤及防治

1. 发生机制

(1) 在附睾囊肿去顶术中,如囊肿靠近睾丸,囊肿去顶电切时可能伤及睾丸白膜。

(2) 慢性附睾炎或结核病变时,由于附睾体与睾丸及鞘膜粘连紧密,在电切除附睾时可能伤及睾丸白膜。

(3) 由于附睾尾部被鞘膜覆盖,电切环切除附睾尾部肿块时可能伤及睾丸下端白膜。

2. 预防及处置

(1) 预防 在易伤及睾丸白膜病变部位做电切手术时,应利用阴囊外辅助手的固定、摆动、托举、提拉等操作技术,使病变部位显露清楚,精准手术操作,必要时不用电切环,可用汽化球状电极汽化切除附睾病变组织。

(2) 处置 如损伤睾丸,术中阴囊镜下可见白膜破裂不规则,曲精小管外露,出血等(图 6-3-1),白膜损伤需术中修补,如白膜破损口较小,可利用小切口用 4-0 可吸收缝线缝合,缝合后再置镜观察是否出血(图 6-3-2)。如破口较大,则需延长切口做充分修补缝合。

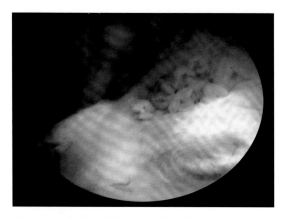

图 6-3-1 睾丸白膜破口 曲精小管外露

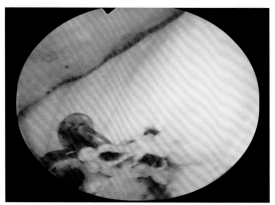

图 6-3-2 睾丸白膜修补后镜下观

二、精索损伤

1. 发生机制

(1) 鞘膜腔段精索较短,且有睾丸上端与附睾头挡住,一般不易损伤。常常在做附睾头肿块切除时,由于希望切除附睾头彻底,可能伤及精索。

(2) 当囊肿位于精索,行精索囊肿去顶时,电切环过深或超范围,可能伤及精索。

2. 预防及处置

（1）预防 ①附睾头切除时，利用镜下观察及附睾组织的辨认，判定是否切除组织彻底，并且利用阴囊外辅助手的触摸判定附睾肿块硬结是否切除（图6-3-3，图6-3-4），以切除即止。不过深过范围切除，避免损伤精索。②精索囊肿去顶时，看清囊肿大小及范围，以仅去顶为度，不过深电切。

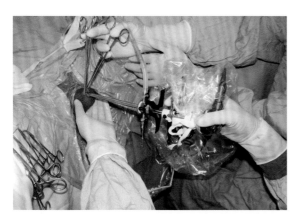

图6-3-3 阴囊外手辅助触摸

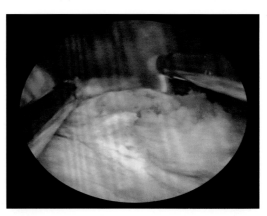

图6-3-4 镜下可见附睾头切除后图像

（2）处置 术中阴囊镜下见鞘膜腔内灌注液呈红色，视野不清晰，有时可见精索血管破口或活动性出血处。可在阴囊镜下，保持视野清晰，电凝止血，点到为止。如出血较明显，须开放手术止血处理。

第四节 阴囊壁水肿及防治

阴囊壁水肿在阴囊镜手术中较常见，但轻重程度不一。有时仅切口局部轻度水肿，有时水肿范围较大，但一般不至于造成大的危害后果。阴囊壁水肿可在阴囊建立小切口入路及鞘膜腔内各组织器官病变手术的各个环节发生。

一、建立阴囊切口时发生阴囊壁水肿及防治

1. 发生机制 在阴囊镜手术时，阴囊切口两侧要妥善固定两把组织钳，需分别夹住阴囊壁全层，这样利于提起阴囊避免塌瘪，且既使阴囊镜不慎退出阴囊外，也容易再次插入鞘膜腔，可有效避免阴囊镜误入阴囊壁夹层。阴囊镜如误入阴囊壁夹层内，少许灌注液会冲入阴囊壁组织内，会导致阴囊壁出血及水肿。

2. 预防及处置 一般情况下不需要特殊处理，术后阴囊伤口留置橡皮引流条（图6-4-1），较严重的阴囊壁水肿可在阴囊壁作小切口

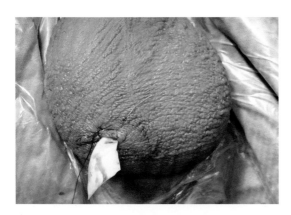

图 6-4-1　术后阴囊切口留置橡皮引流条

置引流条。术后托起抬高阴囊、伤口加压包扎及应用抗生素治疗即可。

二、阴囊内附睾病变手术时发生的阴囊壁水肿及防治

1. 发生机制

（1）在附睾病变手术中，无论附睾囊肿去顶、附睾头肿块切除、附睾尾部肿块切除还是附睾切除，只要鞘膜壁层出现了破损，均有可能发生阴囊壁水肿。破损大小及手术时间的长短决定了水肿程度的不同。

（2）一般附睾尾部肿块切除发生的阴囊壁水肿明显些，因附睾尾部肿块切除不可避免地需先切开睾丸下端的鞘膜壁层，才能显露附睾尾部，在附睾尾部肿块电切过程中，切开的鞘膜壁层一直存在于灌注液进入阴囊壁形成水肿的因果条件中（图 6-4-2，图 6-4-3）。

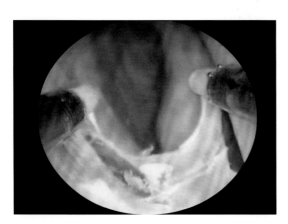

图 6-4-2　附睾尾部处鞘膜切开

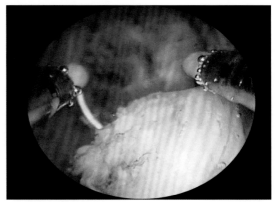

图 6-4-3　附睾尾部肿块显露

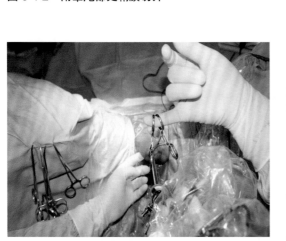

图 6-4-4　阴囊外手辅助技术

2. 预防及处置

（1）附睾病变与鞘膜粘连时，电切术中注意避免伤及鞘膜，可先切除附睾病变的其他部分，最后切除邻近鞘膜壁处，用精细修剪式电切，避免大块组织切除。

（2）附睾尾部肿块可利用阴囊外手辅助的托举技术，顶起附睾尾部，使病变显露表浅些，便于精准切除（图 6-4-4），缩短手术时间。

（3）发生阴囊壁水肿无特殊处理，术后阴囊切口放橡皮引流条。抬高阴囊。

三、鞘膜切除手术时发生的阴囊壁水肿及防治

1. 发生机制

（1）鞘膜积液病变时,阴囊镜辅助鞘膜切除术的再次置镜观察止血中,由于阴囊内大部分壁层鞘膜已切除,鞘膜下创面裸露,灌注液充盈鞘膜腔时可能会形成阴囊壁水肿。

（2）面积较大的鞘膜下创面有时比面积较小的鞘膜下创面形成阴囊壁水肿反而可能轻,原因是灌注液从小的鞘膜下创面进入阴囊壁后,受到其他部位鞘膜与皮肤的张力影响,在阴囊壁夹层内容易蔓延形成水肿。

2. 预防及处置　如果鞘膜切除止血彻底,则再次镜检观察鞘膜下创面及鞘膜残缘出血的止血时间就短,发生阴囊壁水肿就少,程度就轻。处理上也是充分引流,置橡皮引流条,加压包扎,托起阴囊,应用抗生素。

第五节　感染及防治

一、阴囊壁感染及防治

1. 发病机制

（1）来源于阴囊皮肤的感染,阴囊皮肤有毛囊,皮肤有皱褶,如本身有慢性病灶或消毒不严格,可致皮肤感染进而波及阴囊壁。

（2）阴囊壁水肿基础上感染。

（3）阴囊壁血肿基础上感染。

（4）术后未应用抗生素。

（5）阴囊鞘膜腔感染波及阴囊壁。

2. 局部表现　患侧阴囊持续性疼痛,患侧阴囊皮肤明显发红肿胀,皮肤皱褶消失,皮肤光亮,有明显压痛,严重时有波动感。

3. 预防及处置

（1）阴囊皮肤炎症禁忌手术。

（2）严格皮肤消毒。

（3）术中严格注意无菌操作技术。

（4）术中采取预防及处置阴囊壁水肿与出血的措施。必要时增加安放阴囊壁的橡皮膜引流条。

（5）阴囊鞘膜腔引流。

（6）术后阴囊托起,包括伤口,覆盖面要足够,术后伤口换药。

（7）阴囊壁有脓肿时须切开引流。

（8）术后常规应用抗生素抗感染治疗。

二、鞘膜腔感染

1. 发病机制

（1）上述引起阴囊壁感染的原因均同样可导致阴囊鞘膜腔的感染。

（2）阴囊鞘膜腔内器官组织原有炎症病变,可导致鞘膜腔术后感染,如原有鞘膜腔炎、睾丸炎、附睾炎等(图 6-5-1,图 6-5-2)。

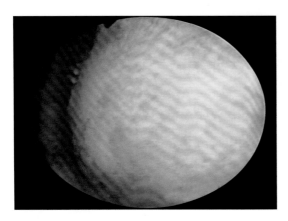

图 6-5-1　鞘膜及睾丸炎症

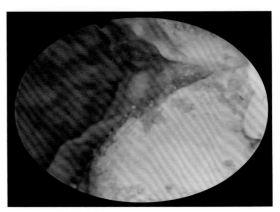

图 6-5-2　鞘膜及附睾炎症

（3）术中手术病变止血不彻底,术后阴囊血肿发生感染。

（4）阴囊内引流不通畅,形成阴囊内积液感染。

（5）术中无菌技术不严格。

2. 局部表现　患侧阴囊持续性疼痛,阴囊肿胀,阴囊体积增大,伤口分泌物增多甚至为脓性,合并阴囊皮肤感染时有红肿,皮肤光亮,局部触痛,轻压伤口可能有感染分泌物流出。

3. 预防及处置

（1）严格掌握手术适应证及禁忌证。阴囊皮肤炎症、阴囊内容物急性炎症时,除需排除睾丸扭转外禁忌行阴囊镜手术。

（2）术中严格遵循无菌操作技术,避免医源性感染。

（3）术中病变手术要止血彻底,冲洗出组织碎块。

（4）鞘膜腔引流(图 6-5-3)。

（5）阴囊伤口包扎,无过松致敷料滑动(图 6-5-4)。

（6）保持术后阴囊引流通畅。

（7）伤口定期换药避免伤口感染、促进伤口愈合等。

（8）术后常规应用抗生素抗感染治疗。

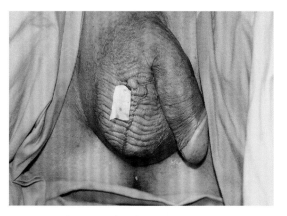

图 6-5-3 术后留置橡皮条引流

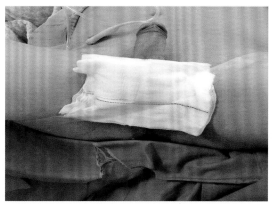

图 6-5-4 伤口包扎严密勿过松而致敷料滑动

参 考 文 献

[1] 杨金瑞,黄循.阴囊内窥镜技术(附 15 例报告)[J].中华泌尿外科杂志,1992,13(3):199.

[2] 杨金瑞,黄循.阴囊内窥镜术在阴囊内疾患诊疗上的应用[J].湖南医科大学学报.1994,34(3):175-176.

[3] 杨金瑞,黄循.阴囊内窥镜与 B 型超声诊断阴囊内疾病的对比观察[J].中华外科杂志,1996,34(03):173-175.

[4] 杨金瑞.泌尿外科临床进修手册[M].湖南科技出版社,2003.

[5] 郭应禄.泌尿外科手术并发症[M].科学出版社,2011.

[6] Wang Z,Wei YB,Yin Z,et al. Diagnosis and Management of Scrotal Superficial Angiomyxoma With the Aid of a Scrotoscope:Case Report and Literature Review [J]. Clin Genitourin Cancer,2014.

[7] Bin Y,Yong-Bao W,Zhuo Y,et al.Minimal hydrocelectomy with the aid of scrotoscope:a ten-year experience [J].Int Braz J Urol,2014,40(3):384-389.

[8] Yang JR,Wei YB,Yan B,et al. Comparison between Open Epididymal Cystectomy and Minimal Resection of Epididymal Cysts Using a Scrotoscope:A Clinical Trial for the Evaluation of a New Surgical Technique [J]. Urology. 2015 Jun;85(6):1510-4.

第七章

阴囊镜手术的护理

第一节 阴囊镜手术的术前准备

一、完善术前检查

1. 包括血尿常规、肝肾功能及出凝血功能检验等。

2. 胸部摄片有利于了解心肺情况,排除肺部感染。

3. 阴囊皮肤有湿疹、糜烂、溃疡或有瘘道者,应先治愈后再施行手术。

4. 手术当天,应收集患者体温、脉搏、呼吸、血压,并绘制护理三测单。如发现患者出现感冒,腹泻,高热等情况,应立即汇报医疗组,根据情况决定是否手术。

二、患者术前准备

1. 心理护理及完善患者入院评估。全面了解患者的病情和心理状况,术前进行有效的心理护理和健康指导。向患者介绍阴囊镜手术相关知识,并告知患者术前的注意事项、术中的配合等,缓解患者及其家属的恐惧心理,增强其手术治疗的信心,使其更好地配合手术。

2. 术前禁烟禁酒一周,避免肺和呼吸道的不良刺激。

3. 在护士指导下学会深呼吸放松训练,床上咳嗽,咳痰以及床上排便等方法。

4. 术晨注意将现金、贵重物品、金属物及老年人的活动性义齿取下,交给家属保管,防止丢失。去手术室前请排空大小便,更换清洁衣裤等待手术。

三、患者术前处置

1. **手术区皮肤的准备** 阴囊解剖位置与阴茎和肛门邻近,皮肤松弛,表面皱褶,汗腺和皮脂腺十分丰富,因此,皮肤较润湿,微生物较多,术前准备对预防切口感染至关重要。术前备皮是常规护理措施,其目的是去除手术区域毛发、污垢和表面携带的细菌。由于阴囊皮肤表面有皱褶,给术前消毒和术后护理造成一定难度,再加之此处清洁环境较差,易发生创面污染。此外,由于阴囊皱褶、耻骨部、会阴及阴囊部位皮肤不平整,因此在剃除毛发时尤其注意手法轻柔,切忌损伤皮肤,应尽量保持皮肤屏障的完整性。备皮时使用一次性备皮包或消毒滑石粉,左手将阴囊区皮肤褶皱处撑开,右手顺毛发走向逐步刮除手术区域阴毛。

2. **身体清洁准备** 手术前一天,患者需洗澡洗头,修剪长指甲。

3. **胃肠道准备** 术前指导患者进食半流饮食,术前 8h 禁食、4h 禁水。除局麻手术外,术前清洁灌肠,避免患者术后早期排便,造成污染敷料,从而影响伤口愈合。

4. **术前访谈** 术前 1d 巡回护士到病房访视患者,全面了解患者身体各方面功能及过敏史。根据麻醉安排详细介绍患者在手术中相关情况,使患者充分了解手术意义及术中注意事项,以积极心态配合手术和麻醉。

四、进手术室前的准备及护理

1. **术前用药** ①常规应用苯巴比妥、东莨菪碱或阿托品,达到镇静、减少唾液和呼吸道分泌物的目的。②手术前抗生素使用,应遵医嘱完成皮试和术前用药。③接受清洁手术者,抗生素在术前 0.5-2 小时给药,或麻醉开始时给药。使手术切口暴露时局部组织中已达到足以杀灭手术过程中入侵切口细菌的药物浓度。当手术时间超过 3 小时,可在术中追加一次抗生素。

2. **术前手术部位标记** 在病室接手术患者进手术室前应做好手术部位的标记。注意标记时用蓝色记号笔,关于阴囊位置的左右侧一定要准确无误。

3. **手术患者安全核对流程** ①入手术室核查身份、手术部位、标示。②科室和手术室交接时核查:手术当天早晨,手术室工作人员持手术通知单到病房与病房护士核对,病房护士在术前准备核查单上确认并签名(表 7-1-1)。患者资料及物品出入手术室有记录。③手术室、麻醉师及手术医师完成手术安全核对表(表 7-1-2)。④术中用药及输血的核查。⑤离开手术间前三方核查。

表 7-1-1　术前准备核查单

床号	姓名	性别	年龄	科别	住院号	手术日期
基本信息						

腕带核对	□
已标示手术部位	□
首饰义齿取出	□
遵医嘱禁食禁饮	□
女患者非月经期	□
压疮防护	□
术晨体温	＿＿＿℃
病历	□手术同意书　□麻醉签字单　□心电图　□B超　□血常规　□生化凝血
血账单	□
影像资料	＿＿＿张
血液体液隔离	没有此项
管道处置	

导尿管	□有	□无
胃肠管	□有	□无
胸腔闭式引流管	□有	□无
静脉输液通路	□有　主要药物名称　　速度	□无

特殊处置	执行者	执行时间
术前备皮		
术前合血		
术前灌肠		

药物使用	药名	剂量	单位		
皮试					
术前 30 分钟					
术前 30 分钟					
术前 30 分钟					
术前 30 分钟					
术前 30 分钟					
手术前用					
术中用					

当前余额		医保类型	
备注：			

病区核对：　　　　手术室核对：　　　　手术室巡回护士签名：

注：1. 术前 30 分钟抗生素组由病房护士备药带入手术室，并在执行内打"√"即可。

　　2. 病区及手术室核对者共同对以上内容相互核对，不漏项，核实正确的在□内打"√"，不需要执行的项目用"/"标注。

　　3. 基本信息栏内"病历"项请根据专科要求核查相应内容。

表 7-1-2 手术安全核对表

姓名		性别		年龄		科别		住院号		日期	

手术名称：_____

1. 患者麻醉手术前（开始）	2. 皮肤切开之前（暂停）	3. 患者离手术室之前（结束）
手术医师、麻醉医师及护士共同确认	手术医师、麻醉医师及护士共同确认	手术医师、麻醉医师及护士共同确认记录
患者身份□ 手术部位□	患者身份□ 手术部位□	实施手术的名称_____
手术方式□ 知情同意□	手术方式□ 手术体位□	_____
手术部位标志	手术风险预警：	清点手术用物□ 数量正确 □
是□ 否□	手术医师陈述：预计手术时间□	数量不正确 □ 签名□
麻醉安全检查完成	预计失血量 □	手术标本确认□
气氧监测 是□ 否□	强调关注点 □	患者姓名_____病案号_____
患者过敏史 有□ 无□	麻醉医师陈述：强调关注点 □	皮肤完整性检查 是□ 否□
气道障碍或呼吸功能障碍	应对方案 □	引流管 是□ 无□
有□ 无□	手术护士陈述：物品灭菌合格□	尿管 有□ 无□
静脉通道建立完成 是□ 否□	应对方案 □	其他管路_____
皮肤完整性检查 是□ 否□	仪器设备完好□	仪器设备需要检修 是□ 否□
计划自体/异体输血 是□ 否□	术前在60分钟内给予预防性抗生素	患者去向
假体/植入物/金属 是□ 否□	是□ 否□	PACU □ ICU □
其他：	需要相关影像资料	回病房□ 急观□
	是□ 否□	其他：
	其他：	

手术医师签名_____　　手术医师签名_____　　手术医师签名_____
麻醉医师签名_____　　麻醉医师签名_____　　麻醉医师签名_____
手术护士签名_____　　手术护士签名_____　　手术护士签名_____
时　间_____　　　　时　间_____　　　　时　间_____

第二节　阴囊镜手术的术中护理

行阴囊镜手术的简要步骤:麻醉后取截石位。于阴囊壁前下方切开阴囊壁全层0.5-1cm,置入膀胱尿道镜或电切镜。手术中直视下依序观察鞘膜腔、睾丸、附睾头、附睾体、附睾尾及精索病变。可取活检及电切病变部位。也可在阴囊镜辅助下行阴囊小切口处理病变。

一、器械物品准备

1. 器械包准备　术前备好阴囊镜手术器械包一套,阴囊内镜、电切镜、摄像系统、冷光源、显示器、高频电刀机、灌注冲洗液需放入温箱40°C保存。

2. 保证设施运作及手术器械性能正常　术前检查各设施及手术器械等性能,准备患者体位用物,如脚套、啫喱垫等以确保手术的正常进行。

二、进入手术室的五查十二对

1. 五查　接患者时,患者入手术间时,麻醉前,消毒皮肤前,执刀前。

2. 十二对　对患者姓名,性别,病房,床号,年龄,住院号,诊断,手术名称,手术部位,既往史,过敏史,麻醉方式。

三、手术配合

1. 巡回护士配合　患者入手术室后进行核对,患者进入手术间后,巡回护士再次核对。检查是否做好术前标记,帮助患者放松心情。在上肢予静脉留置针建立静脉输液通道,协助麻醉师进行气管插管全身麻醉,取平卧位,用约束带妥善固定好,麻醉后帮助患者取截石位(图7-2-1),腘窝下垫啫喱垫,防止损伤腓总神经(图7-2-2)。双下肢套脚套予以保暖。术中注意观察,防止意外发生。确保患者手术体位安全、舒适、防坠床、电灼伤,注意保暖。摄像系统常规摆放于手术床床尾的右侧,按术者的要求调节好距离和角度,高频电刀机摆放于适当位置(图7-2-3),正确连接电源电凝线等。根据手术需要及医师的要求,接通电源打开开关调整好各项参数。灌注液是持续冲洗,悬挂高度为60cm(图7-2-4)。术中密切观察患者,注意血压、心率及血氧饱和度的变化,根据麻醉师的要求及时调整输液速度,保证静脉通道通畅。与器械护士一起清点器械、纱布、缝针,核对并记录在手术器械物品清点单上。术毕协助麻醉医师完成麻醉复苏,与麻醉医师、手术医师一起送患者返回病房并做好交接班工作。做好仪器的使用登记,填写手术的仪器运转情况、手术时间、操作医师等医疗文书。

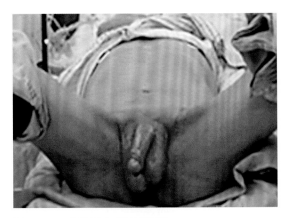

图 7-2-1　麻醉后患者取截石位

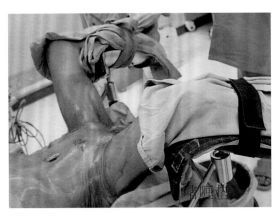

图 7-2-2　腘窝下垫啫喱垫

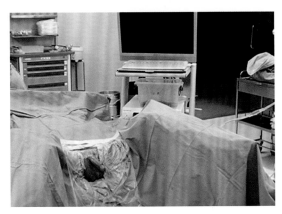

图 7-2-3　摄影系统置于手术床尾

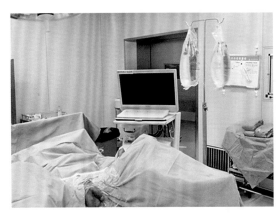

图 7-2-4　灌注液悬挂高度为 60cm

　　2. 器械护士配合　准备阴囊镜手术器械包,在手术医师配合下核对器械完整性和消毒效果。①提前 20~30 分钟洗手,检查器械的数量、完整性,与巡回护士共同清点台上的器械、物品,整理好器械台,台上连接各仪器导线及管道并固定妥当。②必须保持内镜视野清晰,使用碘伏纱布擦拭镜头,用擦镜纸擦拭镜面;内镜前端勿与硬物碰撞。③在熟练掌握手术步骤的前提下,主动、准确地配合手术,密切观察手术的进度,术中及时准确传递所需器械及物品,对术中用物做到心中有数,与巡回护士一起认真清点器械、物品(表 7-2-1);严格执行无菌操作。手术过程中,密切观察患者生命体征。及时给予手术支持。

　　3. 术毕处理　由供应部器械清理人员与巡回护士当面交接所有手术器械。清点并清洗,保养各部位。

四、手术中高频电刀的使用

　　1. 准备仪器　将高频电刀主机移到距离手术床 50~80cm 处,以保证各连接线长度足够又不影响手术医师的站立与操作。根据患者

表 7-2-1　手术器械清点表

器械清点									
器械名称	术前清点	术中加数	关前清点	关后清点	器械名称	术前清点	术中加数	关前清点	关后清点
直血管钳					蚊弯血管钳				
小弯血管钳					深部止血钳				
中弯血管钳					阻断钳				
组织钳					肺叶钳				
持针钳					心房钳				
巾钳					心耳钳				
刀柄					气管钳				
剪刀					持瓣钳				
短有齿镊					关胸器				
短无齿镊					心腔撑开器				
长无齿镊					哈巴狗				
长有齿镊					脊柱牵开器				
扁桃体钳					胃钳				
直角钳					肾蒂钳				
卵圆钳					输尿管钳				
胆石钳					髓核钳				
胆道探子					黏膜剥离子				
柯克氏钳					针头				
肠钳					电刀头				
蚊直血管组									
敷料清点									
器械名称	术前清点	术中加数	关前清点	关后清点	器械名称	术前清点	术中加数	关前清点	关后清点
纱布					阻断带				
盐水条					花生米				
小盐水垫					纱布子宫垫				
大盐水垫									
缝针									
橡皮管									
ENT 纱布									
棉片									

器械护士签名：　　　　　　　　巡回护士签名：　　　　　　　　手术医师签名：

体型准备负极板,连接电源线和负极线路,开机检查仪器是否正常。

2. 黏贴负极板　选择患者肌肉丰厚、血运丰富的体表部位,去除毛发、清洁皮肤待干。将负极板完全黏贴于准备好的皮肤表面(图7-2-5);将连线顺着床沿理顺,以防手术人员牵绊。

3. 开机使用　开启电源,等机器自检后根据手术需要从小到大调节合适的输出功率。按无菌原则连接电刀笔连线,台上人员检测是否有输出。刀片切开皮肤表层后使用电刀笔继续切开并止血。

4. 术中管理　术中注意电刀输出功率,根据切割组织不同可适当调节功率大小,但不可超过安全范围。密切观察患者皮肤情况,尤其是负极板黏贴处,保持患者皮肤表面干燥、不能接触金属物品。台上不使用电刀时,将电刀笔插入绝缘盒,以免灼伤患者或手术人员。

5. 使用后处理　关闭主机电源开关。轻轻撕下负极板,检查黏贴处皮肤。拔出电源连线、负极板连线和电刀笔连线。将负极板、电刀笔按医疗废物处理。清洁整理电源连线,将主机归还原处。

6. 检查患者全身皮肤情况并记录。

五、手术标本的管理

手术台上标本下来后在一小时内放入 4% 的甲醛溶液中保存,注意标本完全浸泡在标本液里。标本袋上标明患者姓名,性别,病房,床号,年龄,住院号,标本名称等项目(图 7-2-6)。提醒医师完善病检单,并注明送检要求。

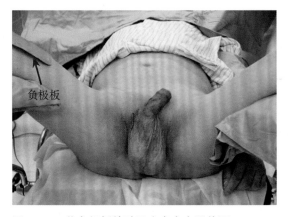

图 7-2-5　将负极板粘贴于患者右大腿前面

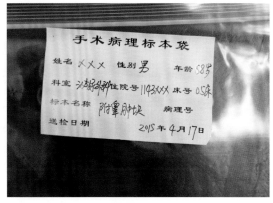

图 7-2-6　手术标本的管理

六、术毕送回病房的交接项目

包括患者基本情况,手术方式,麻醉方式,各管道情况,术中有无特殊情况,皮肤情况等。

第三节 阴囊镜手术的术后护理

阴囊镜术后,应细心落实基础护理,注意全麻后的安全护理、防坠床、防脱管。完善输液护理、饮食护理、排便观察及护理、康复护理。及时、认真、细致、有效的临床护理,可以提高手术成功率,保证治疗顺利进行。

一、术后常规护理

术后给予密切观察病情,严密监测生命体征变化,做好呼吸道的护理保持呼吸道通畅。

1. 全麻术后检查患者神志、瞳孔,如神志未完全清醒,应去枕平卧,头偏向一侧,防止误吸。

2. 给予心电监护、低流量吸氧,监测体温、脉搏、呼吸、血压、血氧饱和度,有异常及时处理。

3. 保持输液管路的紧密衔接。注意保护输液肢体,躁动不安的患者应适当约束,防止留置针脱管。遵医嘱使用抗菌药物,预防伤口感染。

4. 术后待肛门排气后可多饮水。鼓励进食营养丰富、少渣、易消化半流饮食。血糖正常患者可多食香蕉、蜂蜜等润肠通便食品,促进早期下床活动有利于肠道蠕动,预防便秘。

图 7-3-1 术后为防止深静脉血栓,行下肢向心性按摩

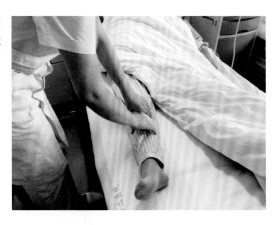

5. 术后卧床期间双下肢向心性按摩(图7-3-1),多做深呼吸及咳嗽动作,有效预防深部静脉血栓发生。

二、局部伤口护理

术后卧床期间,用T字带将阴囊托起,并加压包扎,以防出血及血肿形成(图7-3-2)。密切观察腹部、阴囊及伤口情况、适当处理伤口情况。

1. 术后应平卧6小时,患侧下肢外展位。严格控制腹压,避免早期下床、剧烈活动或咳嗽等腹压增大动作,以免影响手术部位的愈合。可取半坐卧位,膝下加垫软枕,以利于松弛腹肌,减轻腹部张力(图7-3-3)。卧床时勿屈屈髋关节,以免睾丸牵引松弛致睾丸退缩。

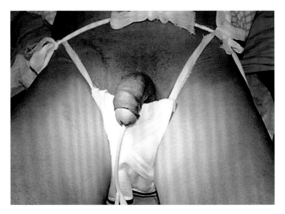

图 7-3-2　会阴部用阴囊托将阴囊托起

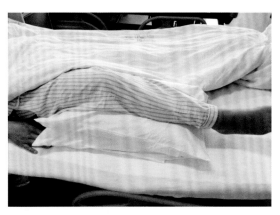

图 7-3-3　将软垫垫于膝下,减轻腹壁张力

2. 保持伤口敷料干燥。注意提醒患者术后排尿排便时不要浸湿污染敷料及手术切口,若已发生应通知医师立即更换。

3. 阴囊镜术后置皮条引流应妥善固定,以防掉入阴囊内或自行脱落,一般于术后 24~48h 拔除。

4. 一般术后 5~7 天拆除伤口缝线。如为可吸收缝线则不需要拆线。

三、术后护理

1. 饮食护理　术后 6 小时可进流质饮食,第 2 天进易消化、含纤维素高的饮食,并注意多饮水,多吃蔬菜、水果。如术后卧床时间较长,肠蠕动慢,水分被肠道吸收引起大便干燥,易发生便秘。术后 1 周半流质饮食,防止大便硬结,避免排便时过度用力,从而加重伤口渗血。同时注意维持水电解质平衡,禁食辛辣刺激等食品。按机体需要给予高热量、高营养、高蛋白、少渣饮食,如鸡汤、鱼汤等,如果摄入量不足,可予静脉供给,提高机体营养,促进伤口愈合。

2. 保持会阴部伤口敷料清洁干燥,被褥被血液或尿液渗湿时,应及时更换,防止切口感染。

3. 术后伤口疼痛时,可指导患者采用深呼吸、弯屈膝部减轻疼痛。疼痛剧烈时应及时联系医师查看会阴部情况,调整丁字裤松紧。必要时遵医嘱予以镇痛药、镇静药物止痛。注意观察伤口情况,耐心听取患者主诉,密切观察会阴部情况、伤口渗血、引流及分泌物性状,如发现有异常气味和局部红肿加重,应报告医师及时处理。

4. 术后由于局部炎症反应、渗血和组织渗出,阴囊可出现红肿或痛性的硬包块,应加强观察,如属于术后正常反应的情况,应和患者充分沟通,以减少其不必要担心和顾虑。避免术后过早下地活动,容易造成阴囊内渗出增加,由于渗出与血肿导致细菌繁殖,易引发伤口感染。术后应常规使用抗生素以预防感染。

图 7-3-4　妥善固定导管，防止受压、折叠、扭曲、变形

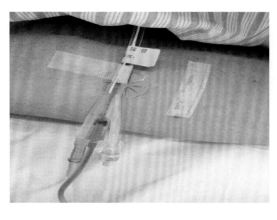

5. 留置导尿管患者的护理

（1）落实会阴抹洗，每日 2 次。协助患者清洁会阴部后，用 4% 新洁而灭溶液做好尿道口及导尿管消毒。

（2）保持引流通畅，妥善固定导管，防止导尿管受压、折叠、扭曲、变形（图 7-3-4）。每周定期更换抗反流引流袋 1~2 次。

（3）留置时间较长时，为锻炼膀胱功能，拔导尿管前一天，可指导患者行夹管功能训练。夹闭导尿管，每 2 小时放尿一次。可循环进行。

（4）倾倒尿瓶时，不可将引流管提高，以防止尿液逆流引起逆行感染，若尿道口有脓性分泌物，应用手自后尿道向前轻轻按摩，以利尿道分泌物排出。

（5）妥善固定导管，尤其在翻身、下床活动等体位改变时，严防导尿管脱出。使用专用导管固定敷贴，可有效预防非计划性拔管发生。

第四节　并发症的护理

一、阴囊壁水肿

阴囊镜手术是新型微创诊疗方式，既可以检查又可作为治疗方式。但阴囊镜检后，一般情况可无水肿发生，若有水肿应注意是否为鞘膜内积液。术后需密切观察阴囊壁水肿消退时间，正常术后情况阴囊透光试验阴性，鞘膜积液逐步引流消退。但如发现阴囊高度水肿，阴囊透光试验呈阳性，多半合并鞘膜内感染和阴囊炎，应积极抗炎，检查引流是否通畅，水肿部位予以 50% 硫酸镁和 50% 高渗盐水交替湿敷。充分垫高阴囊区，促进局部循环血运有利于水肿消散。

二、出血

术后出血可发生于切口边缘、阴囊壁内或鞘膜内。轻者切口渗血不止，重者可形成较大的阴囊壁血肿或鞘膜积血，切口边缘渗血不严重者，可加压包扎止血或行切口缝合止血。目前，新型护理产品 - 短裤型腹部加压带也能起到良好的压迫止血作用。

如阴囊壁内有小血肿或鞘膜内积血不多者，可行非手术治疗，先冷敷，待出血停止后再行热敷或理疗。鞘膜内积血较多者，在出血停

止后可用粗针穿刺抽出积血,并应用抗菌药物防治感染。如伤口引流物不断流血或阴囊进行性增大,应拆除缝线清除血肿,结扎出血点。

三、感染

多由于术前清洗不净、术中污染、术后阴囊出血等原因引起。加强宣教及相关健康指导。落实无菌技术和探陪制度,减少人群交叉感染。每日两次会阴部清洗及抹洗;患者在排便时,应指导其尽力避免被尿液及粪便污染伤口,当伤口渗湿时应及时通知医师换药。密切观察局部伤口情况、如发生高热、局部红肿、异常疼痛或分泌物增多伴有特殊腥臭味,则考虑为感染,应加强抗感染治疗、加强换药,保证引流通畅。必要时切口探查并引流。遵医嘱,提取局部分泌物做培养及药敏试验,有利于抗生素调整,控制感染。

四、睾丸疼痛

阴囊镜技术的实施,在同时保留睾丸鞘膜完整性时,也避免了切开后与睾丸白膜形成瘢痕粘连。但是有部分睾丸体积肥厚或在鞘膜切除手术后,可形成局限性包裹,致阴囊肿大或坠痛。应做好患者安抚和指导,在术后 1 月内,减少剧烈活动,避免性生活,以免频繁加快睾丸生理性滑动而导致睾丸疼痛。一般可好转。

五、睾丸萎缩

术中损伤精索血管,均可造成睾丸缺血萎缩。应积极预防炎症,消除阴囊血肿,通过局部理疗和热敷促进睾丸血运。超声检查对重度和完全睾丸萎缩的检出率为 96.0%. 用超声检查观察睾丸体积、边界、内部回声均匀情况、微结石和血流信号等指标有助于早期发现睾丸萎缩。

六、继发性睾丸鞘膜积液

多由于术后鞘膜腔内粘连,或并发感染,睾丸鞘膜切除不够,造成术后继发性睾丸鞘膜积液。轻者可不予处理,积液较多者应抽液治疗或手术引流治疗。

—— 参 考 文 献 ——

[1] 杨金瑞,黄循. 阴囊内窥镜技术(附 15 例报告)[J]. 中华泌尿外科杂志,1992,13(3):199.
[2] 吴阶平主编,泌尿外科学. 济南:山东科学技术出版社,1993.
[3] 杨金瑞,黄循. 阴囊内窥镜术在阴囊内疾患诊疗上的应用[J]. 湖南医科大学学报,1994,19(2):175-176.

［4］　杨金瑞,黄循.阴囊内窥镜与B型超声诊断阴囊内疾病的对比观察［J］.中华外科杂志,1996,34(3):173-175.

［5］　杨金瑞.泌尿外科临床进修手册［M］.湖南科学技术出版社,2003.

［6］　孙则禹、孙颖浩主编,睾丸肿瘤外科及手术学.上海:第二军医大学出版社,2006.

［7］　黄金,姜冬九主编,新编临床护理常规.北京,人民卫生出版社,2008.

［8］　刘小明,王继华,护理常规分册.长沙,湖南科学技术出版社,2008.

第八章

阴囊镜诊断与急诊手术处理

第一节　阴囊镜检及组织活检

一、概述

阴囊内疾病主要表现为阴囊内肿块,以往多采用触诊及 B 超进行诊断,虽然目前 B 超、CT 等影像学等手段对阴囊疾病有较高的诊断率,但均缺乏直观的征象。阴囊内鞘膜腔给阴囊镜提供了空间,使得阴囊镜检及组织活检成为可行。Shafik 等在 1990 年报道了关于阴囊内镜技术的应用,其中行阴囊镜检 83 例,其中 49 例为阴囊内容物可疑肿块,31 例为不育症患者,并应用了活检技术。

杨金瑞等于 1992 年最先在国内对阴囊镜检进行报道,并且在 30 例阴囊内疾病中对阴囊内镜及 B 超检查进行了对比。根据病理结果进行对照,结果表明,阴囊内镜检查的总诊断符合率(73.3%)显著高于 B 超检查(46.7%)。由于阴囊内镜不但能在直视下观察病变,而且能在直视下取活检或行肿物切除,阴囊镜下活检可明确很多阴囊内容物及鞘膜壁病变的诊断。临床上依据体查与超声检查鉴别附睾炎与附睾结核较困难,而阴囊镜下活检可以区分附睾炎和附睾结核。而且对确定其他阴囊内肿块的病理性质,区别良性或者恶性肿瘤有决定性作用。总之,是一种对常规阴囊检查方法,如体查、B 超等很好的补充。

二、适应证和禁忌证

1. 适应证　阴囊病变(睾丸、附睾、精索)及鞘膜腔壁病变的诊断;附睾炎性结节与肿瘤鉴别;阴囊内病变活检;男性不育症检查。
2. 禁忌证　阴囊皮肤炎症者;交通性鞘膜积液者;患有其他严重

内科疾病不宜作镜检者;全身出血性疾病;腹股沟斜疝。

三、术前准备

1. 常规检查包括三大常规、肝肾功能、电解质、凝血功能、心电图和 X 线胸片等。

2. 查体及阴囊 B 超检查,对阴囊内病变有初步了解。

3. 清洁外阴、备皮,术前常规预防性使用抗生素。

四、手术步骤

(一) 麻醉、体位、消毒

一般为局麻,需行病变治疗时硬膜外麻醉或者全身麻醉。取截石位。常规手术区域消毒。

(二) 主要手术器械

阴囊镜手术器械包、膀胱镜活检包、膀胱镜、手术切口膜、4-0 或者 5-0 可吸收缝线。

(三) 手术过程

1. 建立入口及置镜　在阴囊前壁偏下作 0.5~0.8cm 长切口,依次切入鞘膜腔。用两把组织钳于切口两侧分别夹住阴囊壁全层,由助手提起。置入膀胱尿道镜或电切镜,或输尿管短镜。观察过程中持续注入灌注液,保持阴囊呈充盈状态(图 8-1-1,8-1-2)。

2. 镜检　分别沿睾丸两侧及前面观察阴囊内壁、睾丸、附睾及精索。除睾丸鞘膜积液外因在一个视野中有时不容易观测睾丸的全貌,故可先从阴囊内壁与睾丸右侧的腔隙开始,利用进镜与退镜方法观察阴囊内容物及阴囊内壁。观察仔细后,再顺时针方向转至睾丸前面,仍利用进镜与退镜方法观察,转至阴囊内壁与睾丸左侧的腔隙亦然。亦可从阴囊内壁与睾丸左侧的腔隙开始,逆时针方向转至右侧腔隙。镜下的阴囊内壁、睾丸、附睾及精索清晰可见,可清晰地辨别阴囊内实

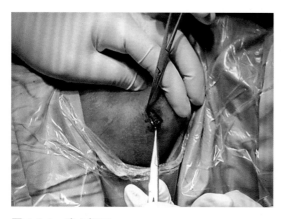

图 8-1-1　建立切口

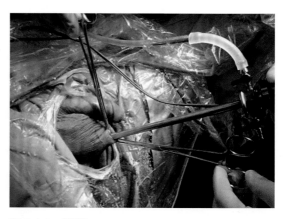

图 8-1-2　置镜

质性肿块、囊肿及炎症等不同病变的表现。

3. 阴囊镜下镜检的表现　鞘膜腔炎症表现为鞘膜壁表面粘连、质地变硬、颜色变暗及鞘膜腔缩小(图 8-1-3);睾丸表面凹凸不平、失去光泽、充血(图 8-1-4);附睾部位的肿瘤,则表现为附睾局部突起,质地较硬,而其周围附睾体及睾丸不肿大,仍有光泽(图 8-1-5,图 8-1-6);炎性病变有颜色、光泽、分泌物、充血与否及是否有炎性粘连带等炎性肿块的特有变化(图 8-1-7,图 8-1-8)。例如,睾丸炎症时表现为睾丸充血、体积增大(图 8-1-9);慢性附睾炎在阴囊内镜下表现为附睾充血、暗红色、光泽差(图 8-1-10,图 8-1-11),附睾与阴囊内壁及睾丸间有纤维粘连带形成,严重时可见分泌物。而对于阴囊内液性囊肿,通过阴囊镜同样可以清楚的与实质性肿块相辨别。囊肿为透明的圆形肿块,质地较韧或者较软,并且壁透明可以看到壁内液性物(图 8-1-12)。

4. 取活检及关闭阴囊壁　镜下观察阴囊内情况,发现病变时应注意其部位、形状、大小、色泽,根据具体情况而取活检(图 8-1-13,图 8-1-14)。由于阴囊壁松软,取活检时可以利用手指在阴囊外固定病变

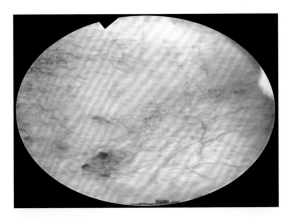

图 8-1-3　鞘膜壁层炎性增厚

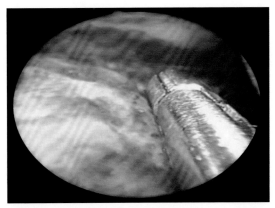

图 8-1-4　鞘膜脏层(睾丸)炎性增厚

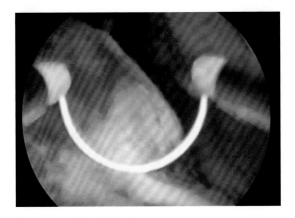

图 8-1-5　附睾头部肿块

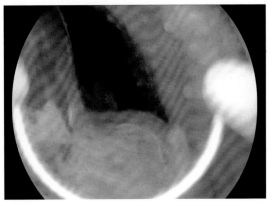

图 8-1-6　附睾体部肿块

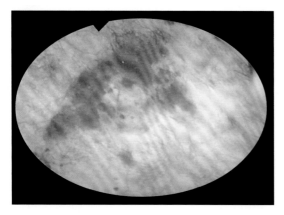

图 8-1-7   鞘膜壁层慢性炎症

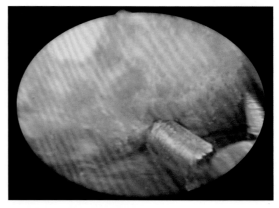

图 8-1-8   鞘膜壁增厚性炎症

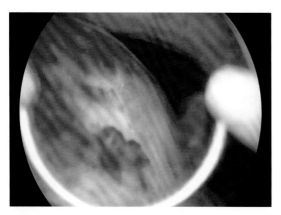

图 8-1-9   镜下睾丸炎表面充血表现

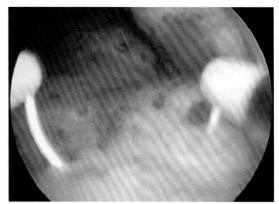

图 8-1-10   镜下附睾炎

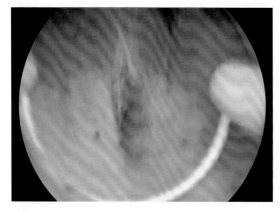

图 8-1-11   镜下附睾与鞘膜粘连

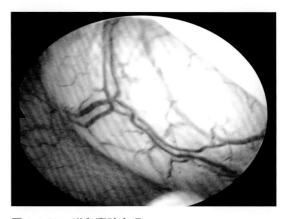

图 8-1-12   附睾囊肿表现

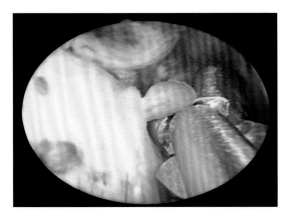

图 8-1-13　镜下活检钳对准病变

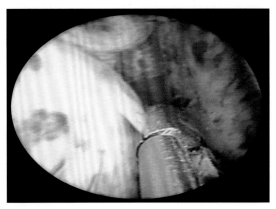

图 8-1-14　镜下活检

视频 2　阴囊镜检及组织
或活检

并将其暴露在视野中,更加方便行活检。取活检应看准部位,是在哪个器官部位上取活检,应选取病变明显处,避开非活性组织,如取活检不仅一处,应标明号码,注明部位。术毕排空鞘膜腔内灌注液,放橡皮膜引流。根据切口大小,缝合切口 1 针或不予缝合。

五、注意事项

1. 灌注液连续灌注,为使鞘膜腔充盈良好,灌注液持续灌注,因灌注液从阴囊切口处流出导致阴囊塌陷,应不间断灌注。

2. 建立切口时阴囊壁全层两侧固定两把组织钳,避免阴囊镜体误入阴囊壁夹层,即使镜体脱出,也可再插入。

六、术后处理

1. 术后常规留置导尿管,患者清醒后拔除。

2. 术后避免剧烈活动。

3. 托起阴囊,24~48 小时拔出橡皮膜。

4. 酌情应用 24 小时抗生素预防感染。

七、并发症及其防治

1. 阴囊水肿　术中阴囊壁用组织钳夹住阴囊壁全层,避免阴囊镜及灌注液进入阴囊壁夹层,注意控制灌注液灌注速度,尽量减少灌注,术中注意减少不必要的操作,做到动作熟练,减少手术时间,术后橡皮膜引流并用阴囊托加压包扎。

2. 阴囊血肿　行活检后再次行阴囊镜检观察有无出血,发现出血点应彻底止血,活检时尽量减少损伤,术后敷料压迫止血,术后发现血肿时患者应卧床休息,减少活动,充分引流,待血肿好转后下床活动。

3. 感染　预防性应用抗生素。

> **操作要点**:建立阴囊壁小切口后,两把组织钳于切口两侧分别夹住阴囊壁全层。检查中不要随意松开组织钳,可一直维持钳夹阴囊壁全层至手术结束。观察镜检应有一定顺序,从阴囊内壁与睾丸右侧的腔隙或从阴囊内壁与睾丸左侧的腔隙开始均可,向对侧移动。不要遗漏观察面,注意不要遗漏附睾头部的后面。

> **笔者经验**:阴囊镜下观察炎性病变有其优势,因为炎性病变的颜色、光泽、充血与否、分泌物及是否有粘连带这些特有变化只能在阴囊镜下可观察到,B超是无法了解的,这也是阴囊镜检查的优势所在。阴囊镜检查的另一个优势是可做病变处的内镜直视下活检。由于可通过阴囊外手辅助技术摆动或托举病变部位,因此,活检钳一般不需窥镜的转向器调节也可准确地在病变处取到活检组织。由于阴囊外有术者的手可触摸,结合镜下的直视观察,使术者能更好更准确地对病变部位的大小、质地等作出判断。

第二节　阴囊镜睾丸扭转鉴别与治疗

一、概述

　　睾丸扭转是常见的泌尿外科急症之一,占急性阴囊疼痛病例中的35%~40%,常见临床症状包括单侧阴囊疼痛、肿胀,可伴有呕吐、腹痛,典型体征是一侧阴囊红肿胀痛及该侧提睾反射消失,睾丸抬高试验阳性。部分患者发病早期时阴囊胀痛不明显,阴囊症状被腹部症状掩盖,需要与肠梗阻、阑尾炎等急腹症鉴别。其他需要鉴别的阴囊疾病包括急性附睾炎、急性睾丸炎,附睾附件扭转及睾丸附件扭转等。

　　睾丸在妊娠的第九个月自腹腔下降至阴囊,下降途中睾丸的血管、神经及输精管被途经的各层腹壁结构覆盖,共同构成了长而柔软的精索。由于壁层鞘膜与阴囊壁仅由疏松结缔组织相连,故阴囊固定不良,在以上解剖结构基础上,睡眠中提睾肌收缩、外伤、剧烈活动等情况可诱发精索扭转,进而发生睾丸扭转,一般认为因左侧精索较长,故左侧睾丸扭转发生率较高,但睾丸扭转的确切病因目前尚未有定论。睾丸扭转发生时,因血管管径变小、局部组织肿胀,可发生动脉血流阻塞及静脉回流障碍,睾丸组织细胞因缺血缺氧而发生进行性的变性、坏死,缺血时间超过4~6小时,睾丸将受到不可逆的损伤,可能导致生精功能永久受损,因此,早期诊断并行复位术是睾丸扭转诊治的要点。

　　睾丸扭转的发病年龄分布存在两个高峰,第一个高峰位于新生儿期,常发生在产前或者出生后的早期,多为鞘突外扭转,第二个高峰位于青春期,睾丸扭转发生在鞘突内,是临床工作中较多见的类型。目前诊断睾丸扭转的辅助检查以彩色多普勒超声检查为主。正常睾丸包膜光滑,回声分布均匀,包膜动脉环绕睾丸边缘,睾丸实质内见点状或条状分布的彩色血流,血流频谱呈低阻型。睾丸早期不全扭转可见睾丸内血流明显减少,呈稀疏点状闪烁信号,血流频谱呈高阻改变。当睾丸血流消失时,可确诊为睾丸扭转。虽然彩色多普勒超声诊断睾丸扭转敏感、准确,但仍有一定的假阴性。

急性附睾炎与急性睾丸炎是由致病菌侵入男性生殖系统所引起的感染性疾病,临床表现与睾丸扭转相似,以急性阴囊疼痛为主,伴有发热、尿频、尿急等感染症状,彩色多普勒超声检查一般可见附睾血流增加,治疗上以抗感染治疗为主,如无脓肿形成,则不需要手术。睾丸扭转、急性附睾炎及急性非特异性睾丸炎需相互鉴别,由于睾丸扭转可导致患者生育力降低或者丧失睾丸,故鉴别诊断必须及时准确,如有疑问时,必须不失时机进行手术探查。

阴囊镜检是以鞘膜腔为操作空间的微创手术方式,术中可以观察到睾丸、附睾、部分精索及其他可能存在的阴囊内容物(如睾丸附件、附睾附件),如睾丸发生肿胀、变色等缺血性改变,伴有精索扭转,并且附睾头不大,结合彩色多普勒超声检查结果,一般即可确诊睾丸扭转。睾丸扭转常需要与急性附睾炎鉴别,如睾丸未见明显改变,而附睾明显肿大,结合彩色多普勒超声检查结果,即可考虑为急性附睾炎、急性睾丸炎,留置引流后缝合伤口,予以抗感染治疗。

阴囊镜检创伤小,操作简便,能够快速地直接观察阴囊内容物情况,故推荐在开放睾丸扭转复位前先行阴囊镜检,阳性结果可助泌尿外科医师加速临床决策过程,阴性结果可助一部分患者免于开放手术治疗。

二、适应证和禁忌证

1. 适应证　急性阴囊疼痛伴阴囊肿胀的患者,难以鉴别睾丸扭转与急性附睾炎、急性睾丸炎时,无论是鞘突外扭转还是鞘突内扭转,均可行阴囊镜下阴囊探查术,但同时需完善彩色多普勒超声检查。

2. 禁忌证　交通性鞘膜积液;不能摆放截石体位;有严重心肺功能障碍等基础疾病不能耐受手术者。

三、术前准备

1. 术前全身检查　包括三大常规、凝血功能、肝肾功能、胸片、心电图等;

2. 术前详细的体格检查　了解对侧睾丸大小、质地、有无肿物,特别应注意阴囊的肿胀情况以及皮肤颜色变化(图8-2-1)。行双侧阴囊彩色多普勒超声检查,了解双侧睾丸大小、形态、质地以及血流情况,必要时完善睾丸核素检查,但不应为了等待影像学检查结果延误

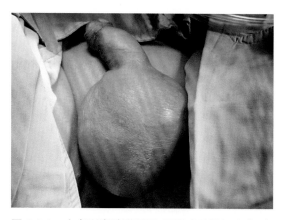

图 8-2-1　患者阴囊肿胀明显,阴囊皮肤皱褶消失,表皮红肿

治疗时机。

3. 术前常规准备　外阴部备皮,并清洗外阴部,静脉预防性应用抗生素。

四、手术步骤

(一)麻醉、体位、消毒

硬膜外麻醉或者全身麻醉。取截石位。常规手术区域消毒。

(二)主要手术器械

阴囊镜手术器械包、膀胱镜、手术切口膜、4-0 或者 5-0 可吸收缝线。

(三)手术步骤

1. 建立小切口　与助手一起将患侧睾丸及附睾固定,助手协助术者用手将睾丸挤向阴囊壁,如患者阴囊肿胀明显,无法准确触及睾丸,则尽量使手术切口对准鞘膜腔。在患侧阴囊前壁切开约 1cm 大小的切口(图 8-2-2),术者及助手同时使用蚊嘴钳提起肉膜层(图 8-2-2),剪开肉膜层后,使用组织剪钝性扩张切口(图 8-2-4)。术者先松蚊嘴钳,探查并提拉深层组织后,助手再松开蚊嘴钳并提拉术者对侧深层组织(图 8-2-5),依上法继续分离、切开精索外筋膜、提睾肌层、精索内筋膜、鞘膜壁层等各层组织,直至到达鞘膜腔(图 8-2-2)。一般情况下,当切开鞘膜壁层时,可见少量淡黄色的透明液体溢出,并看到白色的白膜,术中可以白膜作为解剖标志。当睾丸扭转时,可因组织淤血、坏死而使白膜、鞘膜壁层及阴囊壁各层结构淤血、肿胀,呈暗紫色,此时无法以白膜为解剖标志确认层次,此时需注意辨认,防止分离过度,损伤睾丸(图 8-5-6)。打开鞘膜腔时,偶可见淤血涌出。打开鞘膜腔壁层后,用两把 Allis 钳对侧钳夹阴囊壁全层。

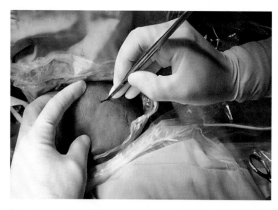

图 8-2-2　适度绷紧阴囊皮肤,在阴囊前壁做长约 1cm 的小切口,此时助手可尽量将阴囊内容物挤向阴囊壁,以保证手术切口对准鞘膜腔

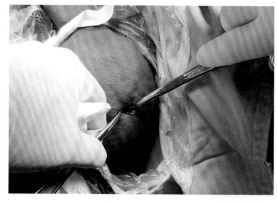

图 8-2-3　术者和助手同时使用蚊嘴钳提起肉膜层

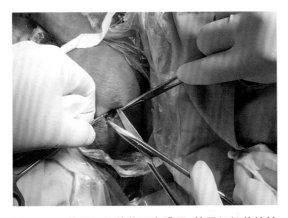

图 8-2-4　使用组织剪剪开肉膜层，并用组织剪钝性扩大切口

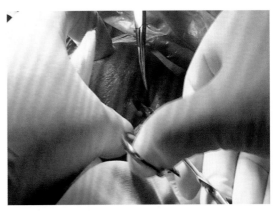

图 8-2-5　术者先松蚊嘴钳，探查并提拉深层组织后，助手再松开蚊嘴钳并提拉术者对侧深层组织

2. 置镜并探查阴囊内容物　沿小切口置入阴囊镜，外接生理盐水持续冲洗，此时助手需注意配合膀胱镜方向提拉 Allis 钳，避免阴囊壁滑入术野影响操作，并可保持操作空间的密闭性，以形成足够的压力撑开鞘膜腔（图 8-2-7）。进镜后可观察到睾丸与相应的鞘膜壁层，需仔细观察睾丸与鞘膜壁层的颜色、形态、位置，正常睾丸颜色青白色，无肿胀，表面光滑，睾丸扭转患者可见睾丸呈横位，典型睾丸扭转患者睾丸肿大，伴有缺血性改变，比如睾丸表面发黑、发紫（图 8-2-8），急性睾丸炎与急性附睾炎患者睾丸色泽红润，可稍有肿胀，鞘膜壁一般呈鲜润的红色，表面光滑，存在炎症时可与睾丸有絮状物相连。在睾丸与鞘膜壁之间的间隙间移动阴囊镜，顺时针方向观察，可观察到大部分阴囊与鞘膜壁，并可逐渐显露附睾头与附睾体，附睾镜下表现为依附在睾丸头侧的组织，略呈椭圆形，颜色红润，睾丸扭转时附睾头也可以发生颜色发黑、发紫、肿胀等缺血性改变，后期坏死严重时可与鞘膜

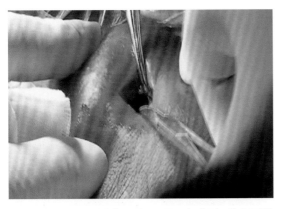

图 8-2-6　分离至鞘膜层时，可因组织水肿、淤血而造成白膜变色，组织结构辨认困难，此时需注意勿分离过度，切开鞘膜壁层

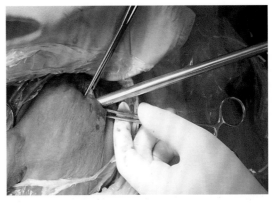

图 8-2-7　打开鞘膜壁层后，用两把 Allis 钳夹阴囊壁全程，由助手提起，术者将阴囊镜沿小切口置入

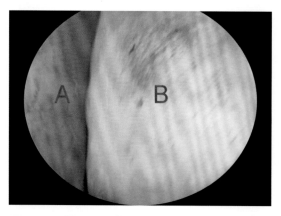
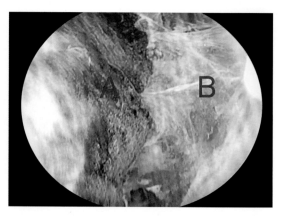

图 8-2-8　镜下见鞘膜壁(A)颜色尚红润,但表面毛躁,粘膜欠光膜,有炎性改变。睾丸(B)肿胀、变色,表面欠光滑,白膜呈暗紫色,可见瘀斑

图 8-2-9　镜下见附睾(A)颜色发黑、发紫,伴肿胀、淤血,与鞘膜壁(B)有絮状物相连

壁有絮状物相连(图 8-2-9),急性附睾炎与急性睾丸炎时可见附睾肿胀,但颜色充血,与鞘膜壁间可有絮状物相连。一般阴囊镜下无法确切观察到精索,但睾丸扭转时偶可在睾丸头侧观察到缺血、肿胀、扭转的精索(图 8-2-10)。沿途观察是否存在睾丸附件、附睾附件等可能存在的其他阴囊内容物,睾丸附件、附睾附件表现为依附在睾丸、附睾上的薄层组织,形态不规则,颜色红润,睾丸扭转时也可以发生缺血性改变(图 8-2-11)。

　　3. 结合探查结果与辅助检查结果进行临床决策　结合阴囊镜所见及彩色多普勒超声结果决定下一步治疗方案,如阴囊镜检提示急性睾丸炎及急性附睾炎,彩色多普勒超声结果未提示睾丸血流异常,则可退镜后留置橡皮引流,间断缝合切口,术后予以抗感染治疗即可,如术中见睾丸、附睾缺血性改变,或可观察到精索扭转、缺血,且彩色多

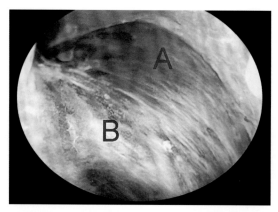
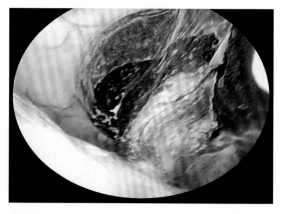

图 8-2-10　镜下见精索(A)明显扭转,并且精索肿胀、淤血,颜色呈暗紫色。下方可见缺血坏死的附睾(B)

图 8-2-11　探查见扭转的睾丸附件,组织肿胀明显,颜色变黑,伴出血

普勒超声结果提示睾丸血流减少,甚至睾丸血流消失,则需立即转开放手术探查。

4. 延长切口 行睾丸扭转整复术 在阴囊镜切口基础上,使用组织剪向上、下方延长切口,长度约4cm(图8-2-12),娩出睾丸,检查扭转的方向和程度,直视下将睾丸复位。有活力的睾丸会很快由紫蓝色变为粉红色。对睾丸的活力有疑问时,可在白膜上做一小切口观察睾丸出血情况,出血则可用温暖湿纱布包绕睾丸,观察等待(图8-2-13)。如判断睾丸仍有活力,则使用4号丝线将睾丸白膜固定在肉膜层上。如睾丸已无活力,应该切除。切除患者睾丸时,需向头侧分离精索,直至显露颜色正常、无明显肿胀的部分,上两把中弯钳夹精索(图8-2-14),在两把中弯的远侧使用组织剪剪断精索,取下睾丸,7号丝线缝扎精索两次(图8-2-15),松开中弯,观察精索无明显出血后,留置橡皮引流,逐层关闭切口(图8-2-16)。

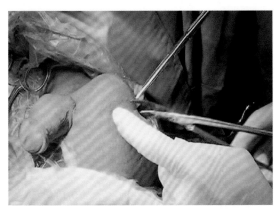

图 8-2-12 使用组织剪向上、向下剪开阴囊壁,在小切口基础上延长切口

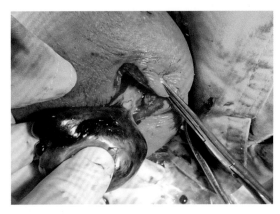

图 8-2-13 将睾丸娩出,直视下复位扭转的精索与睾丸

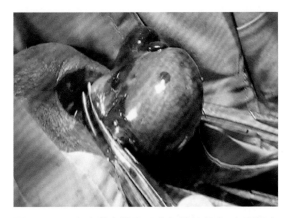

图 8-2-14 向上游离精索至未扭转的部分,上两把弯钳夹精索,在两把中弯的远侧剪断精索,取下睾丸

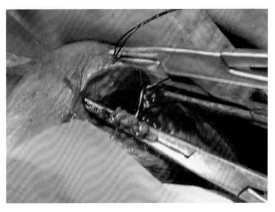

图 8-2-15 使用圆针七号丝线,在两把中弯钳的近端缝扎精索

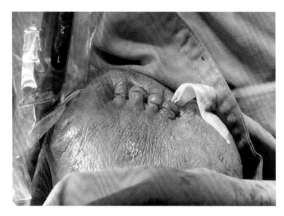

图 8-2-16　观察精索无明显出血后,留置橡皮膜引流逐层关闭切口

5. 建立健侧阴囊小切口行健侧阴囊探查术　依前述方法建立阴囊小切口,置入阴囊镜观察健侧睾丸、附睾。注意观察睾丸与附睾的颜色、形态与位置(图 8-2-17—图 8-2-20)。虽然双侧睾丸扭转少见,但如发现睾丸肿胀、缺血以及精索扭转等征象,应及时开放手术探查。

6. 小切口下行健侧睾丸固定术　小切口直视下,圆针四号线将睾丸白膜固定在阴囊内壁上 2 针(图 8-2-21),留置橡皮膜引流,4-0可吸收线间断缝合切口(图 8-2-22)。

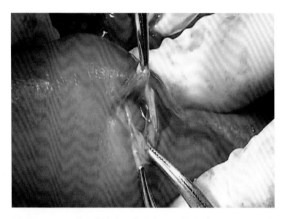

图 8-2-17　建立健侧阴囊小切口,健侧睾丸组织水肿较轻,组织境界较清楚,切开鞘膜壁层后可见白色的睾丸白膜,可做为已进入鞘膜腔标志

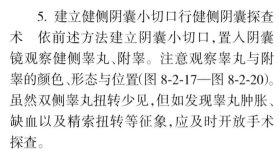

图 8-2-18　进镜观察健侧睾丸,左侧可见白色的睾丸(A),表面光滑,无明显肿胀及淤血,右侧为鞘膜壁层,粘膜光滑,血管纹理清楚

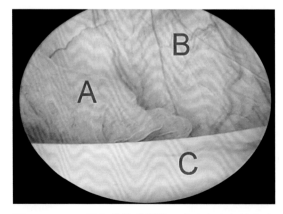

图 8-2-19　可见呈薄片状覆盖于睾丸(C)上的睾丸附件(A),颜色呈粉红色。B 为鞘膜壁层

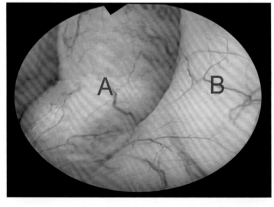

图 8-2-20　睾丸和鞘膜壁层之间可见附睾,颜色红润,稍有肿胀,表面血管纹理增多,未见淤血、坏死等改变

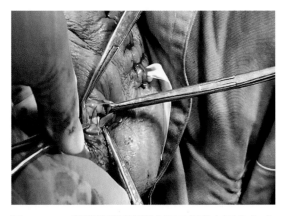

图 8-2-21　退镜后利用阴囊小切口行睾丸固定术,将睾丸白膜固定在阴囊壁肉膜层上

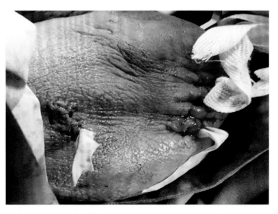

图 8-2-22　留置橡皮引流后关闭切口,阴囊固定术切口小,长度仅为 1cm

视频 3　阴囊镜睾丸扭转鉴别与治疗

五、注意事项

1. 睾丸扭转、急性附睾炎、急性睾丸炎患者往往出现阴囊肿胀,阴囊壁各层组织明显水肿,甚至可有淤血,导致组织层次不清,分离时需仔细辨认。建立切口前需注意尽量将阴囊内容物挤向阴囊壁,以使手术切口对准鞘膜腔。

2. 建立阴囊小切口时一般以看见睾丸白膜作为到达鞘膜腔的解剖标志,但睾丸扭转时,睾丸白膜可表现为暗黑色或者紫色,同时阴囊壁的其他结构可能也出现类似的改变,此时需注意仔细辨认,避免过度分离,切开鞘膜脏层。

3. 术中需注意始终保持组织钳钳夹阴囊壁全层,避免阴囊壁组织滑入阴囊内,导致操作困难。

六、术后处理

1. 术后常规留置导尿管,患者清醒后拔除。

2. 常规采用阴囊托,将阴囊托起。

3. 常规使用抗生素抗感染治疗。

4. 术后根据伤口情况拔除引流条,一般 24~48 小时内拔除。

七、并发症及其防治

1. 建立切口时误入阴囊壁夹层　睾丸扭转时阴囊壁肿胀增厚,组织明显水肿,对辨认组织层次造成一定的困难,建立切口时易误入阴囊壁夹层,难以进入鞘膜腔。建立切口时,术者在助手协助下尽量将阴囊内容物挤向阴囊壁,可使手术切口对准鞘膜腔,避免此并发症的发生。

2. 建立切口时损伤睾丸、附睾　睾丸扭转患者可因组织淤血、坏死而使白膜、鞘膜壁层及阴囊壁各层结构淤血、肿胀,呈暗黑色,此时无法以白膜为解剖标志确认层次,此时可因过度分离,切开睾丸白膜,造成睾丸、附睾损伤。术中需注意辨认组织层次,避免此并发症的发生。

3. 精索残端出血 睾丸切除患者术后可发生精索残端出血,严重时需进行二次手术,甚至危及生命。术中需确切止血,圆针 7 号丝线缝扎精索两次。

4. 阴囊水肿、血肿、感染 阴囊闭合性损伤患者往往在术前就存在阴囊水肿或者阴囊血肿,行阴囊镜检可能造成水肿、血肿加剧,导致伤口愈合不良或者伤口感染,因此术前应预防性使用抗生素,术后常规使用抗生素抗感染。

操作要点:睾丸扭转患者的同侧阴囊壁常呈肿胀状态,使术者在切开阴囊壁组织层次时结构不清晰,易误入阴囊壁夹层,除术者仔细分离辨认外,阴囊壁切口选在阴囊前壁中位比选在偏下位容易进入鞘膜腔。疑睾丸扭转做镜检的目的是观察睾丸颜色,判定是否扭转,鉴别急性睾丸炎,因此,不要求将鞘膜腔睾丸全貌均观察到。只要睾丸有缺血颜色改变,应及时开放手术探查。

笔者经验:疑睾丸扭转的患者做阴囊镜检,可避免部分急性睾丸炎的患者误行开放手术探查。即使发现是急性睾丸炎而不是睾丸扭转,在微创切口处放置引流且鞘膜腔减压也有利于急性睾丸炎愈合。并不是所有睾丸扭转的患者均能得到 B 超的准确诊断。除非镜下清楚地看到精索扭转方向及容易复位,否则,不要反复尝试镜下复位而耽误患者的开放手术时间。

B 超也可能误诊睾丸扭转或误将急性睾丸炎附睾炎诊断为睾丸扭转,因此,对疑有睾丸扭转需鉴别急性睾丸炎的患者,阴囊镜检是必需的。对阴囊镜直视下诊断为睾丸扭转或疑似睾丸扭转的患者应及时开放手术探查。

原则上睾丸扭转的患者应对对侧睾丸行固定术,在对侧睾丸行固定术前利用阴囊镜小切口观察鞘膜腔及睾丸情况是必要的。

第三节 阴囊镜阴囊闭合性损伤 探查睾丸破裂修补术

一、概述

睾丸是重要的男性生殖器官,与附睾、精索等结构共同位于阴囊内,阴囊皮肤弹性好,活动度大,睾丸白膜由致密结缔组织构成,质地坚韧,均对睾丸有一定的保护作用。但是,阴囊位置浅表,壁层组织疏松薄弱,睾丸,阴囊内容物缺乏肌肉及骨骼的保护。因此在阴囊遭受外力打击时,可发生睾丸、附睾等阴囊内容物的损伤。近年来,随着交通运输与体育运动的发展,阴囊及其内容物损伤越来越多见,特别是在学校、部队等众多青年男性群居,并且时常开展体育锻炼的场合,阴囊及其内容物损伤时有发生。

阴囊损伤可分为开放性损伤及闭合性损伤两类。开放性阴囊损伤可为火器伤、刀割伤、刺伤、裂伤或撕脱伤,常有阴囊皮肤缺损,伴有睾丸或附睾损伤,结合病史及体征往往不难诊断。闭合性阴囊损伤多由钝性暴力打击所致,可发生在体育运动、骑跨伤及踢伤等情况下,轻者仅为单纯挫伤,重者可发生血肿和睾丸破裂。血肿可发生于阴囊壁软组织内,亦可发生于睾丸鞘膜内,形成鞘膜积血。

阴囊闭合性损伤的主要临床表现为阴囊肿胀,阴囊皮肤青紫、张力增高,伴阴囊皮肤皱褶消失,可稍有疼痛,部分患者疼痛剧烈,可向下腹部放射。触诊时可发现患侧阴囊触痛明显,透光实验阴性。睾丸萎缩及男性不育是睾丸损伤的主要并发症。白膜下血肿形成及阴囊内血肿可造成局部高压,最终导致睾丸实质受压、萎缩。当睾丸白膜破裂时,血睾屏障被破坏,精子抗原暴露在外周血中,可激活免疫应答,使精子受到自身免疫系统的攻击,从而影响患者的生育能力。因此,对于阴囊闭合性损伤的患者需重点排除睾丸损伤的存在。

超声检查是诊断阴囊内容物损伤及判断损伤程度的首选辅助检查方法,它能够显示阴囊血肿的大小,还能显示有无睾丸损伤及睾丸损伤的部位、范围、程度、类型,伴随的其他睾丸疾患及对侧睾丸是否受到损伤等情况,具有准确、简单、方便、经济、安全、无创及快速等优点。但是超声检查仍然具有一定的假阴性率,可能造成睾丸破裂患者的延误诊治。

阴囊镜具有操作简便、创伤小等优点,并且能够在鞘膜腔内直观地观察睾丸,对超声检查难以判断是否存在睾丸损伤的患者具有确诊意义。

二、适应证和禁忌证

1. 适应证　阴囊受直接暴力打击,怀疑存在阴囊内容物损伤者;
2. 禁忌证　开放性阴囊损伤患者;不能摆放截石体位;有严重心肺功能障碍等基础疾病不能耐受手术者。

三、术前准备

1. 术前全身检查　包括三大常规、凝血功能、肝肾功能、胸片、心电图等,可完善精液常规;
2. 术前详细的体格检查　了解双侧睾丸大小、质地、有无肿物,特别应注意阴囊的肿胀情况以及皮肤颜色变化,阴囊闭合性损伤的患者可见阴囊肿胀,阴囊皮肤青紫、张力增高,伴阴囊皮肤皱褶消失,触诊时可发现患侧阴囊触痛明显,透光实验阴性。

3. 行双侧阴囊彩色多普勒超声检查,了解双侧睾丸大小、形态、质地以及血流情况。

4. 术前常规准备　外阴部备皮,并清洗外阴部,静脉预防性应用抗生素。

四、手术步骤

(一)麻醉、体位、消毒

硬膜外麻醉、或者全身麻醉。取截石位,使用碘伏消毒液常规手术区域消毒。

(二)主要手术器械

阴囊镜手术器械包、膀胱镜、手术切口膜、4-0 或者 5-0 可吸收缝线。

(三)手术步骤

1. 建立小切口　在助手协助下,术者左手及助手左手固定患者睾丸,并尽量将睾丸挤向阴囊壁,并将阴囊表面皮肤绷紧,以保证手术切口对准鞘膜腔,在患者阴囊前壁切开长约 1cm 大小的切口(图 8-3-1)。术者和助手同时使用蚊嘴钳提起肉膜层,使用组织剪剪开肉膜层,并继续使用组织剪钝性扩开切口。助手继续提拉肉膜层以暴露术野,术者使用蚊嘴钳探查深层组织,提起精索外筋膜,此时助手再松开蚊嘴钳,在术者对侧提起精索外筋膜,依上法切开精索外筋膜并继续探查深层组织。继续切开提睾肌层、精索内筋膜及鞘膜壁层,即可进入鞘膜腔,并可以看到青白色的睾丸白膜(图 8-3-2)。阴囊受直接暴力打击

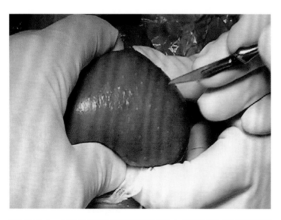

图 8-3-1　在助手协助下固定睾丸和附睾,并将阴囊皮肤绷紧,于阴囊前壁做长约 1cm 的小切口,术中可见阴囊皮肤肿胀

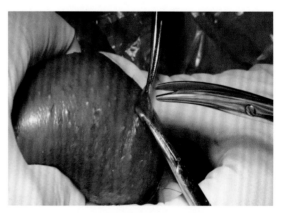

图 8-3-2　使用两把蚊嘴钳提起深层组织后,组织剪剪开组织并用剪刀头钝性扩开切口,继续用蚊嘴钳探查深层组织。依上法依次切开肉膜层、精索外筋膜、提睾肌层、精索内筋膜及睾丸鞘膜壁层

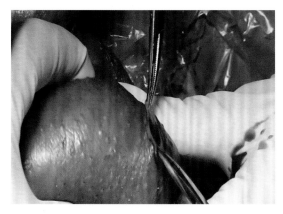

图 8-3-3　依次分离肉膜层、精索外筋膜、提睾肌层精索内筋膜及睾丸鞘膜壁层,部分患者存在鞘膜内积血,打开鞘膜壁层后,可见积血涌出

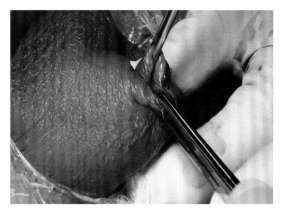

图 8-3-4　打开鞘膜壁层后,使用两把 Allis 钳夹阴囊壁全程,置入阴囊镜观察

的患者常可发生阴囊壁软组织挫伤,导致阴囊壁发生水肿、淤血等改变,并可发生鞘膜腔积血,分离过程中界限不清,打开鞘膜腔时有积血涌出(图 8-3-3),此时难以辨认组织层次,除此之外,因睾丸可发生血肿或者缺血性改变,睾丸白膜不呈青白色,增加了辨认鞘膜腔的难度,因此对于这类患者应注意辨认、小心分离,避免切开白膜,损伤睾丸。打开鞘膜腔壁层后,用两把 Allis 钳对侧钳夹阴囊壁全层(图 8-3-4)。

2. 置镜并探查阴囊内容物　沿小切口置入阴囊镜,外接生理盐水持续冲洗,此时助手需注意配合镜检方向提拉 Allis 钳,避免阴囊壁滑入术野影响操作,并可保持操作空间的密闭性,以形成足够的压力撑开鞘膜腔。进镜后可观察到睾丸与相应的鞘膜壁层,需仔细观察睾丸与鞘膜壁层的颜色、形态、位置,正常睾丸颜色呈青白色,无肿胀,表面光滑(图 8-3-5)。睾丸破裂患者可见睾丸白膜裂开,生精小管自白膜破口涌出,呈淡黄色,表面有沟回分布,可伴有出血(图 8-3-6、图 8-3-7)。观察并记录破口方位、大小后,继续观察是否存在其他阴囊内容物损伤。在睾丸与鞘膜之间的间隙间移动阴囊镜,顺时针方向观察,可观察到大部分阴囊与鞘膜壁,并可逐渐显露附睾头与附睾体,附睾头略呈椭圆形,颜色红润,沿途观察是否存在睾丸附件、附睾附件等可能存在的其他阴囊内容物,睾丸附件、附睾附件表现为依附在睾丸、附睾上的薄层组织,形态不规则,颜色红润。

3. 行睾丸修补术　根据阴囊镜下所见选择具体修补手术方式,如睾丸破口较小,可由

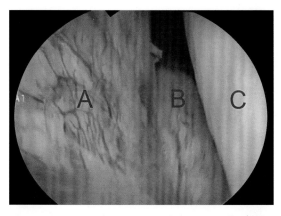

图 8-3-5　镜下见睾丸呈白色,表面可见少许血管纹理。图中 A 为鞘膜壁层,粘膜光滑,血管纹理清楚,B 为附睾,形态圆润,可见血管纹理,C 为睾丸,呈青白色

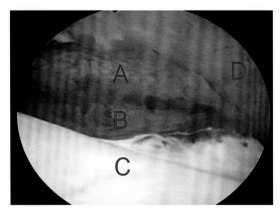

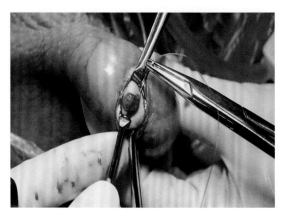

图 8-3-6　镜下可见睾丸白膜破裂,A 为涌出的睾丸内容物,仔细辨认可看到曲细精管纹理,B 为白膜破口,有血块附着,并可见活动性出血,C 为睾丸,大致仍为青白色,D 为正常的鞘膜壁层

图 8-3-7　行小切口下的睾丸修补术,根据阴囊镜检所见将破口移动至切口处,连续缝合破口

原切口行小切口下的睾丸修补术,如阴囊镜下见睾丸破口较大,则需扩大原切口行睾丸修补术。

(1) 小切口下行睾丸修补术　助手继续使用两把 Allis 钳提起阴囊壁全层,术者按照阴囊镜检所提示的睾丸破口方向,交替使用两把蚊嘴钳提拉睾丸白膜,逐渐将睾丸破口移动至阴囊小切口下,使用组织剪剪去涌出白膜外的生精小管,使用 5-0 可吸收线间断缝合睾丸白膜破裂处,使两侧边缘紧密对合,完全覆盖睾丸组织(图 8-3-7,图 8-3-8)。修补完成后,从原切口进镜再次行阴囊镜检,观察未见明显出血后(图 8-3-9),留置橡皮膜引流,缝合切口。

(2) 扩大原切口行睾丸修补术　如阴囊镜下见睾丸破口较大,则需扩大原切口行睾丸修补术,在阴囊镜切口基础上,使用组织剪向上、

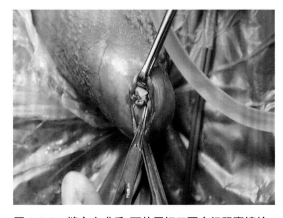

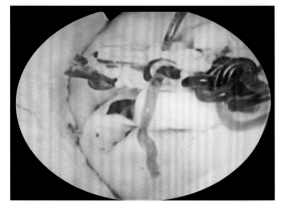

图 8-3-8　缝合完成后,可从原切口再次行阴囊镜检

图 8-3-9　阴囊镜下可见睾丸白膜破口已被缝合,无睾丸内容物涌出,未见明显活动性出血

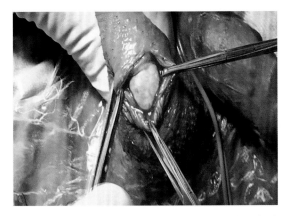

图 8-3-10　延长原切口,仍然使用 Allis 钳夹阴囊壁全程,暴露睾丸术野

下方延长切口,长度约 4cm,娩出睾丸(图 8-3-10、图 8-3-11)。对受伤的睾丸进行修整,若仅为睾丸裂伤,则用剪刀将突出于裂口之外的睾丸组织剪除;若睾丸一极已碎裂,则用刀在其碎裂边缘整齐地将已碎裂之部分切除(图 8-3-12)。使用电刀将睾丸破损处及睾丸内容物上的出血点电凝止血(图 8-3-13),观察无活动性出血后,用 5-0 可吸收线连续缝合睾丸白膜破裂处,使两侧边缘紧密对合,完全覆盖睾丸组织(图 8-3-14,图 8-3-15)。将已修补缝合完毕的睾丸放回鞘膜内,于睾丸旁放置橡皮片引流。

4. 关切口　确切止血后,逐层关闭切口,无菌敷料覆盖,使用阴囊托托起阴囊。

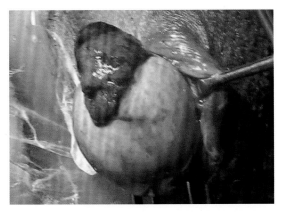

图 8-3-11　将睾丸娩出阴囊,见阴囊白膜破裂,睾丸内容物自破口涌出,符合镜下所见

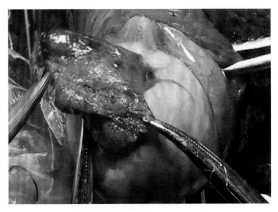

图 8-3-12　使用蚊嘴钳提起破口两侧边缘的白膜,组织剪剪去多余的睾丸内容物

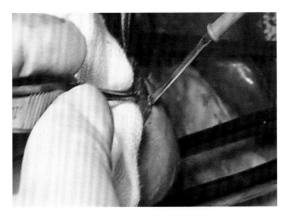

图 8-3-13　电刀电凝破口边缘处,彻底止血

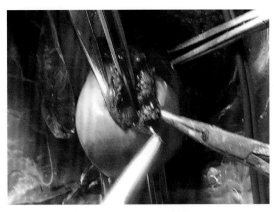

图 8-3-14　使用 5-0 可吸收性连续缝合白膜破口,注意缝合过程中需将涌出的睾丸内容物回纳至睾丸内

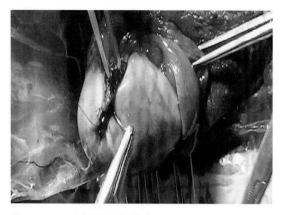

图 8-3-15　连续缝合白膜破口

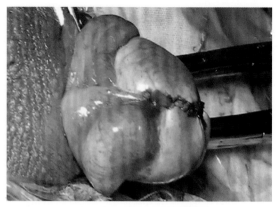

图 8-3-16　连续缝合完成后,观察修补后的睾丸,如无活动性出血,则将睾丸还纳入阴囊内

视频 4　阴囊镜阴囊闭合性损伤探查睾丸破裂修补术

五、注意事项

1. 睾丸损伤患者可出现阴囊肿胀,阴囊壁各层组织明显水肿,甚至可有淤血,导致组织层次不清,分离时需仔细辨认。建立切口前需注意尽量将阴囊内容物挤向阴囊壁,以使手术切口对准鞘膜腔。

2. 建立阴囊小切口时一般以看见睾丸白膜作为到达鞘膜腔的解剖标志,但睾丸损伤时,睾丸白膜可表现为暗红色或者紫色,同时阴囊壁的其他结构可能也出现类似的改变,此时需注意仔细辨认,避免过度分离,切开睾丸白膜。

3. 术中需注意始终保持组织钳钳夹阴囊壁全层,避免阴囊壁组织滑入阴囊内,导致操作困难。

六、术后处理

1. 术后常规留置导尿管,患者清醒后拔除。

2. 常规采用阴囊托,将阴囊托起。

3. 常规使用抗生素抗感染治疗。

4. 术后根据伤口情况拔除引流条,一般 24~48 小时内拔除。

七、并发症及其防治

1. 建立切口时误入阴囊壁夹层　阴囊闭合性损伤时阴囊壁肿胀增厚,组织明显水肿,对辨认组织层次造成一定的困难,建立切口时易误入阴囊壁夹层,难以进入鞘膜腔。建立切口时,术者在助手协助下尽量将阴囊内容物挤向阴囊壁,可使手术切口对准鞘膜腔,避免此并发症的发生。

2. 建立切口时损伤睾丸、附睾　阴囊闭合性损伤患者可因组织淤血、坏死而使白膜、鞘膜壁层及阴囊壁各层结构淤血、肿胀,呈暗红色,此时无法以白膜为解剖标志确认层次,此时可因过度分离,切开睾丸白膜,造成睾丸、附睾损伤。术中需注意辨认组织层次,避免此并发症的发生。

3. 局部血肿形成、睾丸萎缩　局部血肿形成可造成局部高压,最终导致睾丸萎缩,因此术中缝合白膜前需确切止血,防止术后血肿的形成。

4. 阴囊水肿、血肿、感染　阴囊闭合性损伤患者往往在术前就存在阴囊水肿或者阴囊血肿,行阴囊镜检可能造成水肿、血肿加剧,导致伤口愈合不良或者伤口感染,因此术前应预防性使用抗生素,术后常规使用抗生素抗感染。

操作要点:阴囊闭合性损伤时阴囊壁肿胀,应在阴囊前壁中部做小切口逐层切入,如有鞘膜腔积血,应将积血在镜下冲洗干净。重点观察有否睾丸或附睾破裂,睾丸上方精索部位有否血肿。观察范围尽量全面,不要遗漏视野。不论是睾丸破裂口小在阴囊切口处缝合,还是睾丸裂口大需开放性手术缝合修补,均应缝合修补完整,无生精小管等睾丸内容物残留于缝合的切口外。

笔者经验:阴囊闭合性损伤疑有睾丸破裂,或有鞘膜积液积血时,均应做阴囊镜探查。B超对睾丸破裂的诊断也常有遗漏。阴囊镜下未见明显睾丸、附睾精索损伤出血,可放引流条引流,有损伤应做相应处理。再小的睾丸破裂口也要缝合修补。对于陈旧性闭合损伤,也应镜检探查。笔者曾遇一患者因篮球击中阴囊部位10余天,阴囊肿胀不明显,B超未发现睾丸损伤,但有鞘膜积液,行阴囊镜探查,发现睾丸破裂及鞘膜积血,行修补术治愈。

第四节　阴囊镜附睾脓肿引流术

一、概述

附睾脓肿是急性附睾炎较少见的并发症之一。根据致病菌的种类,附睾脓肿常分为特异性致病菌引起的附睾脓肿(以结核性附睾脓肿最为常见)和非特异性致病菌引起的附睾脓肿。结核分枝杆菌可通过血源性、淋巴循环或者肾脏结核病变播散至附睾,引起结核性附睾炎,病变的进一步发展可并发结核性附睾脓肿,甚至引起阴囊其他内容物的脓肿及阴囊皮肤窦道的形成。非特异性急性附睾炎可能是致病菌通过输精管逆行感染附睾、泌尿生殖系统炎性致病菌通过周围淋巴循环侵入附睾,或者扁桃体等部位的致病菌通过血液循环进入附睾引起急性附睾炎;尿液逆流、阴囊损伤和医源性操作等也可能是急性附睾炎的致病因素之一。

组织学上,急性附睾炎早期主要表现为局部组织的蜂窝织炎;化脓性附睾炎以血管的充血、间质水肿和白细胞的浸润等为主要表现;当病情进展到脓肿形成时,附睾导管被脓性组织破坏,形成脓性腔道。结核性附睾炎主要表现为局部组织的干酪样坏死、纤维化和肉芽组织的形成;而当结核性附睾炎对抗结核药物不敏感时,病变继续进展,形成含干酪样物质的脓腔;当囊壁逐渐纤维化或钙化,表明结核性病变趋向于稳定化,而窦道的形成则表明结核性附睾脓肿可能在继续进展。

化脓性附睾脓肿和结核性附睾脓肿均可表现为阴囊内肿块,在临床上有时很难鉴别这两类疾病;同时这两类疾病还需要与附睾肿瘤和睾丸、附睾附件扭转等疾病鉴别。详细的病史询问、仔细的体格检查(包括肿块的大小、质地、活动度、是否有压痛等,直肠指诊前列腺的形态、质地等)、血常规、分泌物培养和相关病原体免疫学检查、血清肿瘤标记物检测和彩超检查等可以初步鉴别附睾(阴囊局部)肿块,从而确定进一步的治疗手段。

化脓性附睾脓肿需要行切开排脓,部分病变严重者尚需要行附睾、睾丸切除术;若发展为睾丸梗死,则需要性睾丸切除术。对于结核性附睾炎并脓肿形成者,可考虑在规范的抗结核治疗后行附睾切除术。

二、适应证和禁忌证

1. 适应证　急性化脓性附睾炎并发脓肿形成者。

2. 禁忌证　严重感染并发败血症甚至感染性休克者;有严重内科疾病不能耐受手术者。

三、术前准备

1. 急性附睾炎者应先予以经验性抗感染治疗,若完善了病原学检查,可根据药敏试验选择敏感性抗生素治疗,治疗期间注意监测患者体温、血象、CRP 及脓肿的改变;

2. 术前详细的病史询问、体格检查、B 超等检查,了解肿块(脓肿)的位置、活动性等,鉴别肿块(脓肿)的性质;可疑睾丸、附睾恶性病变者,检测 AFP、β-hCG、LDH 等,必要时完善 CT 或 MRI 等影像学检查;

3. 术前全身检查,包括三大常规、凝血功能、肝、肾功能、心电图、胸片、PPD 皮试、结核抗体等;

4. 术前肥皂水彻底清洗阴囊,备皮。

四、手术步骤

(一)麻醉和体位、消毒

采用硬膜外麻醉或全身麻醉。取截石位。使用碘伏消毒液常规手术区域消毒。

（二）主要手术器械

阴囊镜手术器械包、膀胱镜活检包、手术切口膜、4-0 或者 5-0 可吸收缝线。

（三）手术过程

1. 制作阴囊镜手术入路 结合触诊及阴囊彩超定位脓肿的位置，在近脓肿的阴囊皮肤表面做标记，并固定睾丸、附睾，做约 1cm 大小切口，形成置镜微创切口（图 8-4-1，图 8-4-2）（具体过程参考本书第四章）。

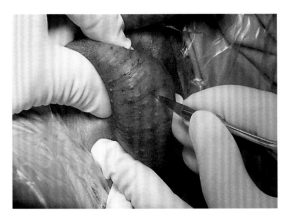

图 8-4-1　建立阴囊前壁小切口

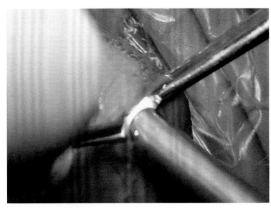

图 8-4-2　置镜

2. 置入阴囊镜 置镜，先依阴囊镜镜检的顺序，仔细观察阴囊内容物及阴囊壁，可见睾丸、附睾及阴囊壁之间存在较多小脓疱病变，部位形成粘连带；仔细观察附睾头、体及位于鞘膜腔内的体尾交界部，镜下见附睾体尾部明显增粗、扭曲并行，并存在较多的粘连带，局部阴囊皮肤明显充血（图 8-4-3~ 图 8-4-6）。继续调整镜检观察角度，见可疑脓腔，局部呈淡黄色。予以在直视下穿刺，抽出脓液；将脓液行细菌培

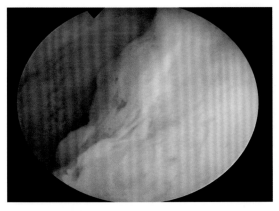

图 8-4-3　附睾头可见多发小脓疱

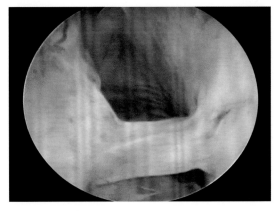

图 8-4-4　附睾和睾丸之间形成黏连带

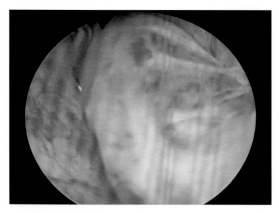

图 8-4-5　附睾体尾部可见大量黏连带

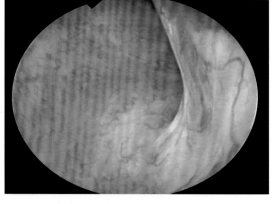

图 8-4-6　病变段阴囊内壁皮肤明显充血

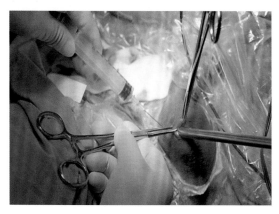

图 8-4-7　直视下穿刺操作（镜外观）

养和药物敏感试验(图 8-4-7~图 8-4-11)。同时,将病变段附睾拖至切口处。

3. 切开引流　利用注射器再次对拖出的病变进行诊断性穿刺,明确病变部位(图 8-4-12);术中可见脓液抽出,即为病变段附睾(图 8-4-13);对病变段附睾波动最明显处切开,若脓肿形成分隔,利用血管钳彻底予以分离脓腔分隔,达到完全引流的目的(图 8-4-14,8-4-15),必要时予以过氧化氢溶液及生理盐水冲洗脓腔。脓腔及鞘膜腔均放置橡皮引流条(图 8-4-16)。

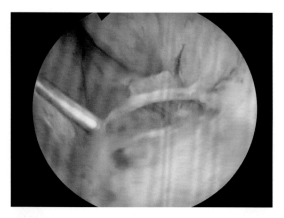

图 8-4-8　直视下穿刺（镜下观）

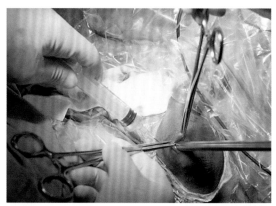

图 8-4-9　穿刺抽脓

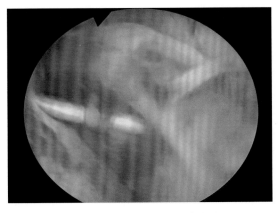

图 8-4-10 镜下见穿刺部位大量脓液外溢

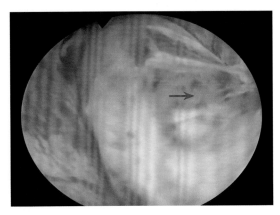

图 8-4-11 可疑脓肿部位

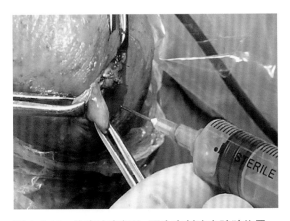

图 8-4-12 拖出病变部位,再次穿刺确定脓肿位置

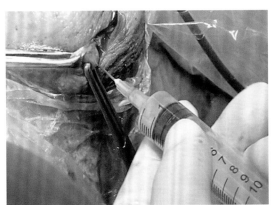

图 8-4-13 穿刺再次抽出脓液,确定切开部位

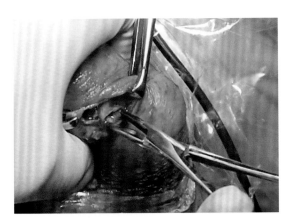

图 8-4-14 脓肿切开引流

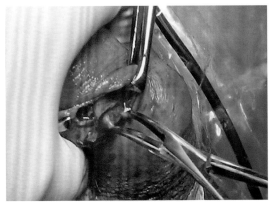

图 8-4-15 充分分离脓肿腔隙,引流完全

视频 5　阴囊镜附睾脓肿
引流术

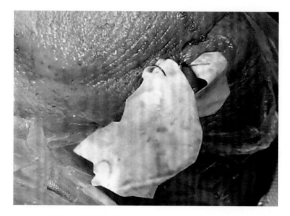

图 8-4-16　放置引流

五、注意事项

1. 术前应完善相关检查,初步确定附睾肿块(脓肿)的性质及部位,必要时行诊断性抗结核治疗。术前无法初步诊断肿块(脓肿)性质时,可根据术中所见及必要的相关检查明确诊断,并决定下一步的手术方案。

2. 术前可采用 B 超协助阴囊脓肿的定位,切开前可触诊病变侧阴囊,定位病变,注意用手固定睾丸及阴囊皮肤,以免滑动影响病变的定位。

3. 注意患者的一般情况,监测体温及血象,术前予以抗生素治疗。

4. 脓肿切开时,注意仔细分离脓腔之间的间隔,予以充分引流。

5. 附睾的脓腔及阴囊镜检的鞘膜腔均需要放置引流条,根据引流情况择期拔出或更换引流条。

六、术后处理

1. 术后采用阴囊托将阴囊托起,减轻阴囊水肿及术后疼痛。

2. 抗生素抗感染治疗;根据药物敏感试验选择敏感抗生素抗感染治疗;定期监测患者体温、血象、CRP 等。

3. 根据引流及阴囊局部情况择期拔出或更换引流条。

七、并发症及其防治

1. 阴囊水肿、血肿　同一般阴囊镜手术并发症(具体参考本书第六章);

2. 阴囊感染甚至全身感染　局部脓液可污染切口,注意切口保护,必要时予以过氧化氢溶液及生理盐水冲洗;当患者免疫力低下时,细菌入血,可并发菌血症,细菌毒素入血,可并发毒血症,引起高热、大汗等临床症状,但血培养阴性;严重时,可并发败血症甚至引起感染性休克。术后需要根据药敏试验选择敏感抗生素抗感染治疗,定期监测体温、血象、CRP,必要时行血培养,明确诊断、指导治疗;

3. 结核窦道形成　对脓肿的性质诊断不明确时,未予以预防性抗结核治疗,术中操作时结核病变污染切口可导致结核窦道形成。处理方法包括予以规律抗结核治疗;若形成窦道则择期行阴囊窦道切除术。

4. 睾丸萎缩　主要是由于术中操作时损伤精索内动脉所致。一旦发生以上情况,可先予以观察,如睾丸萎缩明显,必要时手术切除睾丸。

操作要点:置入阴囊镜后,在阴囊镜直视下配合阴囊外手辅助技术,确定附睾脓肿部位。在阴囊镜直视下于阴囊外用注射器带针头穿刺脓肿部位,抽吸脓液,行诊断及减压作用。利用阴囊外辅助手将附睾脓肿部位移至阴囊小切口处,用组织钳夹住脓肿部位固定,尖刀片切开引流,并用小止血钳探查脓腔有否分隔并撑开分隔。可用碘伏稀释液及生理盐水冲洗鞘膜腔及附睾脓腔,但不要加压冲洗。鞘膜腔及附睾脓腔均应分别放置橡皮膜引流条,可在阴囊小切口处引出。

笔者经验:抽出的脓液及坏死组织应送病原学检查及病理检查,必要时在附睾脓肿处组织取活检检查。根据病原学检查调整药物治疗。一般情况下附睾脓肿是B超诊断发现的,往往阴囊壁尚未发现有波动感。如阴囊触诊发现阴囊壁有波动证实脓肿形成,经穿刺证实有附睾脓肿波及阴囊壁,则直接切开引流,不一定需做阴囊镜检。阴囊镜检适合阴囊壁未累及的阴囊内容物脓肿探查。

第五节　阴囊镜睾丸鞘膜陈旧性血肿探查清除术

一、概述

鞘膜积血常见于睾丸破裂与睾丸扭转的病例当中,全身性疾病如胰腺炎、肾破裂及血液系统疾病也可以导致鞘膜腔积血,少部分患者无法找到鞘膜腔积血的具体原因,称为特发性鞘膜积血。鞘膜积血如及时就诊,结合病史一般不难诊断,但如未及时诊治,可演变为睾丸鞘膜陈旧性血肿,因血肿机化而导致临床症状、影像学表现的改变,易与阴囊内的肿瘤性疾病混淆,对临床医师的诊断与医疗决策造成一定的困难。

鞘膜陈旧性血肿的临床表现以阴囊内肿块为主,可伴有阴囊皮肤水肿、增厚,表皮可出现色素沉着,有阴囊坠胀感,一般无发热、阴囊疼痛等不适,但可因血肿继发感染而出现阴囊疼痛及发热等症状。体查一般可在患侧扪及质硬、边界清楚的肿块,无法扪及患侧睾丸及附睾,透光试验阴性,健侧阴囊体查一般无异常发现。睾丸鞘膜陈旧性血肿的患者肿瘤抗原标记物一般不升高,但有文献报道了部分睾丸鞘膜陈旧性血肿患者可检测到 CA-199 显著升高,并且在切除睾丸及鞘膜血肿后,CA-199 降至正常水平。另外,因鞘膜陈旧性血肿可因凝血功能障碍导致,故需特别注意患者的凝血功能检测,必要时请血液科医师共同诊治。

超声检查是鞘膜陈旧性血肿的首选检查方式,超声检查可见阴囊内存在囊实性肿块,囊壁增厚、不光滑,内透声差,囊腔内可见细密光点蠕动(图 8-5-1)。CT 检查可见阴囊内类圆形囊性低密度影,密度均匀,CT 值一般介于 12HU-20HU 之间,偶可见分隔,增强扫描一般囊壁无明显增强(图 8-5-2)。

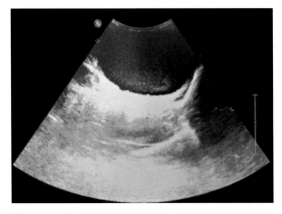

图 8-5-1　超声检查见阴囊内存在囊实性肿块,囊壁增厚、不光滑,内透声差,囊腔内可见细密光点蠕动

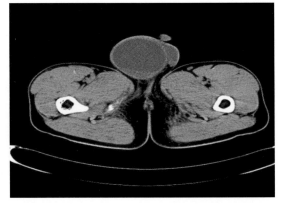

图 8-5-2　CT 检查可见阴囊内类圆形囊性低密度影,密度均匀,CT 值为 17HU,睾丸为囊实性肿块后方的低密度影

因睾丸鞘膜陈旧性血肿的临床表现、影像学表现与阴囊内肿瘤十分相似,因此给临床诊断带来了一定的困难。据查阅文献,睾丸鞘膜陈旧性血肿的报道较少,所有病例都因无法排除肿瘤性病变而选择了经腹股沟切口的阴囊探查术,术中一般可见睾丸外存在明显肿块,但因肿块与睾丸联系紧密,故所有病例未能成功分离肿块与睾丸,均最终施行了睾丸切除术。目前,在上述报道中,仅有三例经病检证实为肿瘤性病变,最终诊断分别为黏液性囊腺瘤、浆液性乳头状腺癌及子宫内膜样乳头状囊腺癌。

经腹股沟切口的阴囊探查术虽然能够明确鞘膜陈旧性血肿的诊断,但往往需同时进行睾丸切除术,对于希望尽量保护生育能力的年轻患者而言,这样的手术方式与最终诊断结果可能难以接受。虽然腹股沟切口可在高位结扎精索,并可同时清扫腹股沟淋巴结,但是我们认为因阴囊内囊实性肿块为恶性肿瘤的几率较低,故可经阴囊切口使用阴囊镜探查鞘膜腔,并在直视下取多点活检,如经快速病检结果证实为肿瘤性病变,则改经腹股沟切口继续手术,如快速病检可排除肿瘤性病变,则可在镜下证实无活动性出血后,留置引流、关闭切口,选择保守治疗方式,以尽可能的保留睾丸,保护患者的生育能力及正常内分泌状态。

二、适应证和禁忌证

1. 适应证　阴囊肿块患者,影像学检查提示阴囊内囊实性肿块,无法与阴囊内肿瘤鉴别;既往有阴囊外伤史,高度怀疑鞘膜陈旧性血肿,其他不明原因的鞘膜陈旧性血肿。

2. 禁忌证　凝血功能异常;不能摆放截石体位;有严重心肺功能障碍等基础疾病不能耐受手术者。

三、术前准备

1. 术前全身检查　包括三大常规、凝血功能、肝肾功能、胸片、心电图等;

2. 病史询问　详细询问患者是否有阴囊受外力影响病史,包括挫伤、骑跨伤、直接撞击等情况;详细询问患者是否有牙龈出血、易淤青、出血不止等血液系统疾病的临床表现;

3. 术前详细的体格检查　了解患者阴囊内肿块大小、硬度、活动性,双侧睾丸是否能够扪及,注意大小、质地、有无肿物,阴囊皮肤的肿胀情况以及皮肤颜色变化,睾丸鞘膜陈旧性血肿的患者可见阴囊肿胀,阴囊皮肤可有色素沉着,透光实验阴性。需注意进行腹股沟淋巴结触诊。

4. 行双侧阴囊彩色多普勒超声检查,了解肿块大小、囊腔内容物情况及与睾丸的关系,双侧睾丸大小、形态、质地以及血流情况。

5. 术前常规准备　外阴部备皮,并清洗外阴部,静脉预防性应用抗生素。

四、手术步骤

(一)麻醉、体位、消毒

硬膜外麻醉、或者全身麻醉。取截石位,使用碘伏消毒液常规手术区域消毒。

(二)主要手术器械

阴囊镜手术器械包、膀胱镜、电切镜、手术切口膜、4-0 或者 5-0 可吸收缝线。

（三）手术步骤

1. 建立小切口　术者左手与助手左手一起将患侧阴囊内肿物固定,助手协助术者用手将阴囊内肿物挤向阴囊壁,以将阴囊表面皮肤绷紧,并保证手术切口对准鞘膜腔。在患侧阴囊前壁切开约 1cm 大小的切口。术者与助手交替使用蚊嘴钳提拉深层组织,并用组织剪剪开,再用组织剪钝性扩开切口,继续探查下一层组织。依上法分离、切开睾丸肉膜层、精索外筋膜、提睾肌层、精索内筋膜,直至到达鞘膜壁层(图 8-5-3)。直视观察鞘膜壁层外表面,注意是否有无肿物、与周围组织关系、表面是否光滑,而后切开鞘膜壁层,可见大量积血涌出,其中混杂有凝血块(图 8-5-4)。取 20ml 注射器抽取积血 10ml 三次,术后送脱落细胞学检查。助手取两把 Allis 钳钳夹阴囊壁全层(图 8-5-5)。术者右手持阴囊镜,自小切口置入鞘膜腔,左手轻柔挤捏阴囊壁,以将鞘膜腔内的血块冲出,利于观察鞘膜腔(图 8-5-6)。

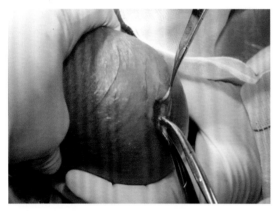

图 8-5-3　术者与助手交替使用蚊嘴钳提拉深层组织,并用组织剪剪开,再用组织剪钝性扩开切口,继续探查下一层组织

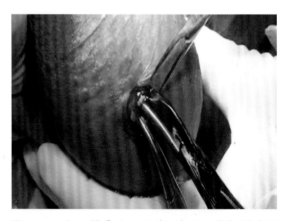

图 8-5-4　打开鞘膜腔,可见暗红色积血涌出,其中混杂有血凝块,取部分液体,留待行脱落细胞学检查

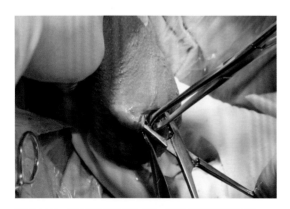

图 8-5-5　助手使用两把 Allis 钳钳夹阴囊壁全层

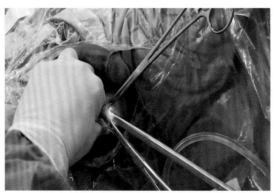

图 8-5-6　术者右手持阴囊镜,自小切口置入鞘膜腔,左手轻柔挤捏阴囊壁,以将鞘膜腔内的血块冲出,利于观察鞘膜腔

2. 阴囊镜检　在阴囊镜下观察鞘膜腔,可见鞘膜腔内遍布机化的血块(图 8-5-7),鞘膜腔壁层增厚,表面皱褶增多,未见明显血管纹理(图 8-5-8),部分鞘膜腔壁层组织红肿明显,未见明显渗血(图 8-5-9),覆盖在睾丸表面的鞘膜腔脏层亦增厚,表面有机化的血块附着,无法窥见正常的睾丸白膜,但可观察睾丸表面是否有外生性肿物形成,部分鞘膜腔脏层组织红肿明显(图 8-5-10)。鞘膜腔积血时间久及并发鞘膜慢性炎症时可见附睾呈炎性改变,附睾及睾丸后缘、鞘膜粘连,附睾窦消失(图 8-5-11)。睾丸两侧粘连,仅见前面白膜(8-5-12)。

3. 阴囊镜下取活检　在阴囊镜直视下,冲洗出机化血块,血块有粘连时,置入异物钳钳夹扯脱粘连处并取出血块。置入活检钳活检(图 8-5-13),随机取六点囊腔组织,如快速冷冻切片回报为恶性肿瘤组织,则改腹股沟切口,按睾丸肿瘤根治术切除睾丸及鞘膜,如快速冷冻切片回报为纤维组织增生及血块机化(图 8-5-14),则考虑为睾丸鞘膜陈

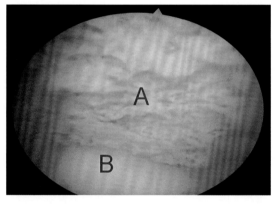

图 8-5-7　镜下见鞘膜腔内遍布机化的血块(A),鞘膜壁层失去正常结构,表面粗糙,未见血管纹理(B)

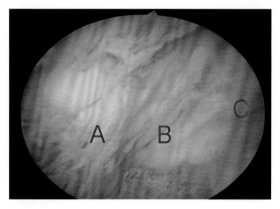

图 8-5-8　A 为机化的血块,B 为失去正常外观、增厚的鞘膜壁层,部分鞘膜腔壁层组织红肿明显(C)

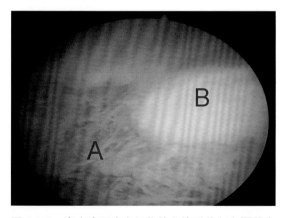

图 8-5-9　睾丸表面也有机化的血块附着(A),覆盖在睾丸表面的鞘膜脏层增厚,失去正常外观,未见明显血管纹理(B)

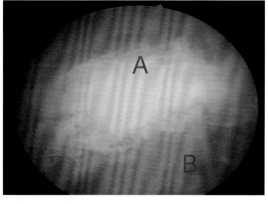

图 8-5-10　覆盖在睾丸表面的鞘膜脏层增厚(A),部分鞘膜脏层组织红肿明显(B)

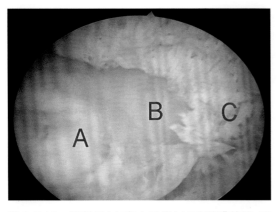

图 8-5-11 附睾（B）与睾丸后缘（A）及鞘膜粘连，附睾窦消失

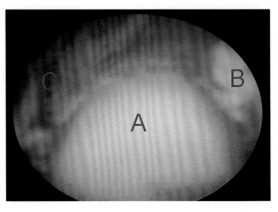

图 8-5-12 睾丸（A）两侧与鞘膜（B、C）粘连，仅见前面白膜

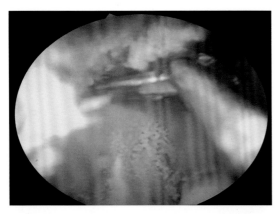

图 8-5-13 使用活检钳在阴囊镜直视下，随机夹取 6 组织送检

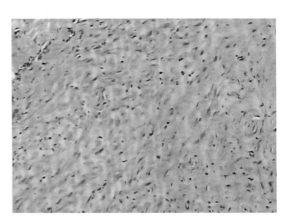

图 8-5-14 病理结果回报：纤维组织显著增生，灶处性有玻璃样变性

视频 6 阴囊镜睾丸鞘膜陈旧性血肿探查清除术

旧性血肿，重新置镜观察，确认无活动性出血后，关闭切口。

4. 关闭切口 逐层关闭切口，留置橡皮引流条，无菌敷料覆盖，阴囊托托起阴囊，术毕。鞘膜积血标本送脱落细胞学检查。

五、注意事项

1. 鞘膜积血可因弥漫性腹膜炎、腹膜后脏器破裂及凝血系统疾病引起，需注意进行全身检查，防止漏诊其他器官系统疾病

2. 特发性鞘膜积血目前原因尚不明确，术后患者鞘膜内出血可能反复发作，需视情况延长引流时间，必要时予以鞘膜翻转治疗

3. 术中需注意始终保持组织钳钳夹阴囊壁全层，避免阴囊壁组织滑入阴囊内，导致操作困难。

4. 鞘膜陈旧性血肿合并严重睾丸附睾炎,已有生育者,可做睾丸切除,如年轻人未生育及要求保留睾丸,则清除血块,留置引流条。

六、术后处理

1. 术后常规留置导尿管,患者清醒后拔除
2. 常规采用阴囊托,将阴囊托起
3. 常规使用抗生素抗感染治疗
4. 术后根据伤口情况拔除引流条,一般 24~48 小时内拔除;如引流量较多,则更换纱条引流条,适当延长引流时间。

七、并发症及其防治

1. 建立切口时误入阴囊壁夹层　睾丸鞘膜陈旧性血肿可导致阴囊壁层增厚,建立切口时易误入阴囊壁夹层,难以进入鞘膜腔。建立切口时,术者在助手协助下尽量将阴囊内容物挤向阴囊壁,可使手术切口对准鞘膜腔,避免此并发症的发生。

2. 鞘膜积血复发　目前特发性鞘膜积血治疗尚无共识,据文献报道,部分患者在血肿清除后,可经保守治疗治愈,但部分患者可反复形成鞘膜积血,此时可在排除肿瘤性病变的基础上行鞘膜翻转或切除术;

3. 鞘膜积脓　血液是细菌良好的培养基,鞘膜积血继发细菌感染可导致鞘膜积脓,因此术前应预防性使用抗生素,术后常规使用抗生素抗感染。发生积脓时应再次切小口引流。

操作要点:睾丸鞘膜陈旧性血肿常常可见机化的血块。机化的血块与睾丸附睾、鞘膜壁有炎性粘连,但还未形成瘢痕化时,可用活检钳、异物钳将机化血块清除,结合灌注液冲洗将血块排出。镜下观察睾丸、附睾、鞘膜的表面形状,颜色是否一致,有否肿瘤性病变,可疑处作活检。待快速病检结果判定有否肿瘤病变,如有睾丸肿瘤,视肿瘤性质决定是否切除睾丸。

笔者经验:睾丸鞘膜陈旧性血肿在术前常常不易明确诊断。患者常无外伤史,原因有时不明。B超常常诊断为阴囊内或睾丸囊实性肿瘤,部分患者连同鞘膜切除睾丸后剖开才发现不是睾丸的囊实性肿瘤,因此,对阴囊内有积液的不明肿物,建议行阴囊镜检探查,必要时取组织活检,明确诊断及有利于处理。若没有脓肿和积脓感染的情况下,尽量清除冲洗出机化血块,看清鞘膜腔全貌,以免漏诊病变部位。

第六节 阴囊镜睾丸鞘膜积脓探查引流术

一、概述

鞘膜积脓是男性生殖系感染的并发症,常由未及时治疗或者治疗效果不佳的急性附睾炎或者非特异性睾丸炎症发展而来,少部分患者可因鞘膜积液、鞘膜积血继发感染而出现鞘膜积脓,极少数腹膜炎患者可因感染沿腹股沟管蔓延至鞘膜腔而继发鞘膜积脓。

鞘膜积脓患者具有除了急性附睾炎患者的一般临床表现(如阴囊肿痛、恶心、呕吐),还可出现高热、乏力等全身中毒症状,抗生素治疗效果不佳,严重时可导致阴囊坏疽。体查可见患者阴囊肿胀明显,表皮可有红肿、发热,阴囊皱褶消失,部分患者经抗生素治疗后,表皮红肿可消退,但阴囊可进行性肿胀,透光试验阴性。触诊可见阴囊疼痛明显,阴囊内容物往往无法清楚扪及。

彩色超声检查是诊断鞘膜积脓的首选检查方法,但鞘膜积脓与鞘膜积液往往难以鉴别诊断,除此之外,由于大量鞘膜内液体的干扰,探查附睾是否形成脓肿有一定难度。鞘膜积脓可在局部形成高压状态,压迫精索血管,彩色多普勒超声检查可发现睾丸血流减少。由于鞘膜积脓患者临床表现与睾丸扭转相似,同时可出现睾丸血流变化,因此需与睾丸扭转进行鉴别诊断,鞘膜积脓患者一般病史较长。无论鞘膜积脓还是怀疑睾丸扭转,均需及时进行手术探查。

对于鞘膜积脓患者而言,单纯抗菌治疗效果不佳,需在抗生素治疗的基础上,进行手术治疗排出鞘膜腔内积存的脓液,在充分冲洗脓腔后留置橡皮引流。但鞘膜积脓引流往往采取阴囊小切口,无法同时探查附睾,因此不能同时处理可能存在的附睾脓肿。

阴囊镜采取小切口即可完成对阴囊鞘膜腔的探查,可以在直视下观察睾丸形态、颜色,与睾丸扭转进行鉴别诊断,并可观察附睾的形态、颜色,并在直视下进行诊断性穿刺,以判断是否同时合并附睾脓肿形成。

二、适应证和禁忌证

1. 适应证 急性阴囊疼痛患者,超声检查提示鞘膜腔内液体积聚,伴或者不伴有睾丸血流减少;阴囊透光试验阴性,高度怀疑鞘膜积脓。

2. 禁忌证 不能摆放截石体位;有严重心肺功能障碍等基础疾病不能耐受手术者。对于这些患者应采取其他检查,如穿刺及置管引流。

三、术前准备

1. 术前全身检查 包括三大常规、凝血功能、肝肾功能、胸片、心电图等；

2. 术前详细的体格检查 了解双侧睾丸大小、质地、有无肿物，特别应注意阴囊的肿胀情况以及皮肤颜色变化，鞘膜积脓的患者可见阴囊肿胀，阴囊皮肤水肿明显、张力增高，皮肤颜色潮红或正常，伴阴囊皮肤皱褶消失，触诊时可发现患侧阴囊触痛明显，透光试验阴性（图8-6-1）。

图 8-6-1 使用手电贴近肿块表面的阴囊皮肤，光线无法透过，即透光试验阴性

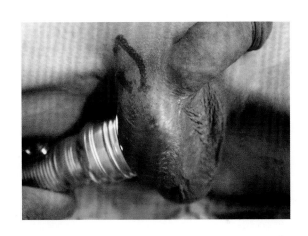

3. 行双侧阴囊彩色多普勒超声检查，了解双侧睾丸大小、形态、质地、血流情况以及双侧睾丸鞘膜积液情况。

4. 术前常规准备 外阴部备皮，并清洗外阴部，静脉预防性应用抗生素。

四、手术步骤

(一) 麻醉、体位、消毒

硬膜外麻醉、或者全身麻醉。取截石位，使用碘伏消毒液常规手术区域消毒。

(二) 主要手术器械

阴囊镜手术器械包、膀胱镜、手术切口膜、4-0 或者 5-0 可吸收缝线。

(三) 手术步骤

1. 建立小切口 在助手协助下，术者左手及助手左手固定患者睾丸及附睾，并尽量将睾丸及附睾挤向阴囊壁，并将阴囊表面皮肤绷紧，以保证手术切口对准鞘膜腔。在做切口前，取 10ml 注射器穿刺鞘膜腔，抽出 5ml 黄色混浊脓性液体，留待行细菌培养检查（图 8-6-2）。在患者阴囊前壁切开长约 1cm 大小的切口。术者与助手合作提起深

层组织,使用组织剪剪开,并继续使用组织剪钝性扩开切口,依上法依次切开肉膜层、精索外筋膜、提睾肌层、精索内筋膜,分离过程中见阴囊壁各层结构水肿,对层次辨认可带来一定难度。继续切开睾丸鞘膜壁层,可见大量黄色混浊脓性液体涌出(图 8-6-3),助手使用两把 Allis 钳钳夹阴囊壁全层(图 8-6-4),并取弯盘接取脓性液体,术者左手轻柔捏挤阴囊,使脓液流出,右手取 50ml 注射器,抽取经生理盐水稀释过的碘伏液,充分冲洗鞘膜腔,反复冲洗三次后,自切口置入阴囊镜,外接冲洗液持续冲洗。

2. 阴囊镜检查 镜下观察鞘膜腔,重点观察鞘膜壁层、睾丸白膜及附睾的大小、形态及颜色。镜下可见鞘膜壁层失去正常外观,未见明显血管纹理,表面附着大量脓苔,阴囊镜未能完全将脓苔冲除。睾丸外观大致正常,表面仍呈青白色,未见明显组织肿胀,但也有脓苔附着(图 8-6-5)。继续进镜观察附睾,见附睾肿胀明显,表面毛糙,有脓苔附着,可见血性液体缓慢渗出(图 8-6-6,图 8-6-7)。

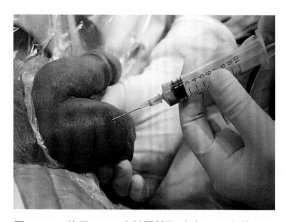

图 8-6-2 使用 10ml 注射器抽取脓液 5ml,留待行细菌培养检查

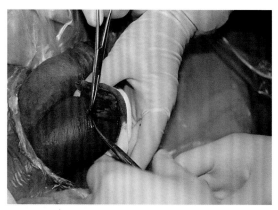

图 8-6-3 打开鞘膜腔后可见黄色浑浊液体涌出

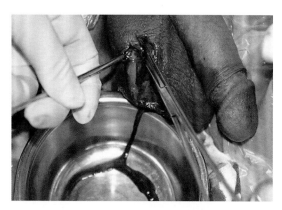

图 8-6-4 使用两把 Allis 钳钳夹阴囊壁全层

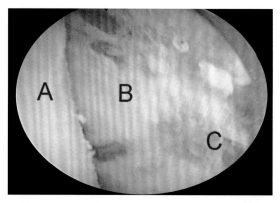

图 8-6-5 镜下见睾丸颜色大致正常,但表面有脓苔附着(A)。鞘膜壁层表面有大量脓苔附着(B),表面水肿,未见明显血管纹理(C)

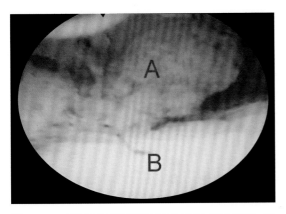

图 8-6-6　镜下可见附睾明显红肿(A),睾丸颜色、形态大致正常(B)

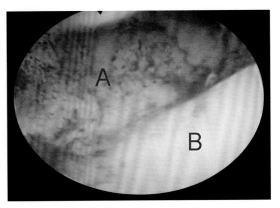

图 8-6-7　镜下见附睾红肿,表面缓慢有血性液体渗出(A),睾丸仍呈青白色,形态大致正常(B)

　　3. 附睾诊断性穿刺　为排除附睾脓肿形成,需在阴囊镜直视下对附睾进行诊断性穿刺。助手提拉两把 Allis 钳,术者右手继续扶持阴囊镜,左手取 10ml 注射器,自阴囊壁刺入鞘膜腔(图 8-6-8),在阴囊镜直视下,将针头刺入附睾内(图 8-6-9),如可抽取出脓液,则考虑附睾脓肿形成,需行小切口下的附睾脓肿切开引流术(见本书第八章第四节)。如多点穿刺后,无法抽出脓液,则考虑无附睾脓肿形成。

　　4. 关闭切口　留置橡皮膜引流后,缝合切口,无菌敷料覆盖,使用阴囊托托起阴囊(图 8-6-10),术毕。脓液标本送细菌培养及药敏检查。

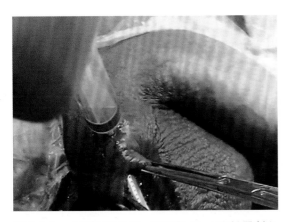

图 8-6-8　术者右手扶镜,左手取 10ml 注射器刺入阴囊壁

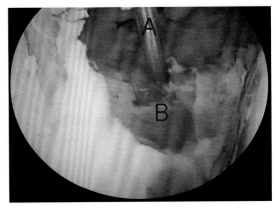

图 8-6-9　在阴囊镜直视下穿刺附睾,镜下可见注射器针头(A),在阴囊镜引导下穿刺附睾(B)

视频7　阴囊镜睾丸鞘膜积脓探查引流术

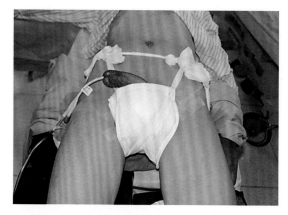

图 8-6-10　无菌敷料覆盖,阴囊托托起阴囊

五、注意事项

1. 鞘膜积脓患者可出现阴囊肿胀,阴囊壁各层组织明显水肿,可导致组织层次不清,分离时需仔细辨认。建立切口前需注意尽量将阴囊内容物挤向阴囊壁,以使手术切口对准鞘膜腔。

2. 阴囊镜检时需接冲洗液持续冲洗鞘膜腔,此时鞘膜腔内压力增高,可能导致细菌入血,造成脓毒血症,因此应尽量缩短手术时间,冲洗液低压缓慢流入鞘膜腔,并可稍微放松提拉阴囊壁的 Allis 钳,使冲洗液能够及时流出,以预防脓毒血症的发生。

3. 鞘膜积脓时,鞘膜脏层与壁层粘连明显,鞘膜腔可明显缩窄,镜下可能无法窥见附睾体及附睾尾,此时需结合超声检查判断是否存在附睾脓肿,在引流出鞘膜腔脓液后,再行超声检查,如超声提示脓肿形成,或镜下穿刺出脓液,需及时引流。

4. 鞘膜积脓患者一般病程较长,但因鞘膜腔内高压,可导致血管受压迫,超声表现为睾丸血流减少,需与睾丸扭转相鉴别,鞘膜积脓及怀疑睾丸扭转,均应尽早手术探查。

5. 抽取脓液做细菌培养 + 药敏试验。

六、术后处理

1. 术后常规留置导尿管,患者清醒后拔除;

2. 常规采用阴囊托,将阴囊托起;

3. 常规使用广谱抗生素抗感染治疗,待细菌培养及药敏结果回报后,视结果调整抗生素;

4. 术后根据伤口情况拔除引流条,一般 24~48 小时内拔除,必要时可延长引流时间。

七、并发症及其防治

1. 脓毒血症　阴囊镜检时,鞘膜腔内存在一定压力,可能导致细菌入血,造成脓毒血症,因此应尽量缩短手术时间,冲洗鞘膜腔应轻柔低压,并可稍微放松提拉阴囊壁的 Allis 钳,使冲洗液能够及时流出,以预防脓毒血症的发生。术后需密切观察患者生命体征,常规使用广谱抗生素抗感染,待病检结果回报后调整抗生素。

2. 伤口延迟愈合　鞘膜积脓患者易发生伤口感染、伤口延迟愈合,需在合理使用抗生素的基础上充分引流。

3. 睾丸萎缩　鞘膜积脓可造成阴囊内局部高压,睾丸及其血管受压迫,血流减少,如不及时诊治,最终可造成睾丸萎缩,充分及时引流。

操作要点:阴囊镜在鞘膜积脓的术中作用主要是引流。所谓探查术并不要求反复冲洗鞘膜腔以求看清所有视野。一般鞘膜积脓由鞘膜积液和积血转化而来外,主要是由附睾感染或脓肿发展而来。因此,重点看附睾形态有否脓肿,必要时穿刺以求证实。如鞘膜腔因以往炎性粘连腔隙缩小,或睾丸附睾鞘膜壁附有脓苔时,不要求扩大腔隙将脓苔剥离去除。术中所获脓液应送病原学检查及常规检查。如发现同时有附睾脓肿,则应附睾脓肿引流,应在附睾脓腔及鞘膜腔同时分别放置橡皮引流条。

笔者经验:鞘膜积脓合并附睾脓肿时,B超有时也难以诊断出来。因此,阴囊镜在探查引流术中其优势在于可在直视下对附睾可疑部位穿刺抽吸,了解有否附睾脓肿并做相应引流处理。在鞘膜积液还是鞘膜积脓辨别不清时,均应做阴囊镜探查术。在疑有鞘膜腔积液感染时,禁止做壁层鞘膜切除术,应先引流,视日后病情恢复情况再决定是否行鞘膜切除。以往鞘膜积脓均是在阴囊壁处做穿刺,扩大切口引流,既然要做切口引流,可置阴囊镜直视下探查,术中避免加压冲洗脓腔。

参 考 文 献

[1] Di Donna A, Rizzatto G. Pyocele of the scrotum: sonographic demonstration of fluid-fluid level and a gas-forming component [J]. J Ultrasound Med, 1986, 5(2): 99-100.

[2] Haddad F S, Manne R K, Nathan M H. The pathological, ultrasonographic and computerized tomographic characteristics of chronic hematocele [J]. J Urol, 1988, 139(3): 594-595.

[3] Slavis S A, Kollin J, Miller J B. Pyocele of scrotum: consequence of spontaneous rupture of testicular abscess [J]. Urology, 1989, 33(4): 313-316.

[4] Shafik A. The scrotoscope. A new instrument for examining the scrotal contents [J]. Br J Urol, 1990, 65(2): 209-210.

[5] 孙光. 阴囊镜——检查阴囊内容物的新器械[J]. 国外医学. 泌尿系统分册, 1990(04): 184-185.

［6］杨金瑞,黄循.阴囊内窥镜技术(附15例报告)［J］.中华泌尿外科杂志,1992,13(3):199.

［7］杨金瑞,黄循.阴囊内窥镜术在阴囊内疾患诊疗上的应用［J］.湖南医科大学学报,1994,19(2):175-176.

［8］Slanetz P A,Whitman G J,Chew F S. Epididymal abscess［J］. AJR Am J Roentgenol,1995,164(2):376.

［9］杨金瑞,黄循.阴囊内窥镜与B型超声诊断阴囊内疾病的对比观察［J］.中华外科杂志,1996(03):46-48.

［10］Secil M,Goktay A Y,Dicle O,et al. Bilateral epididymal Candida abscesses:sonographic findings and sonographically guided fine-needle aspiration［J］. J Clin Ultrasound,1998,26(8):413-415.

［11］Cross J J,Berman L H,Elliott P G,et al. Scrotal trauma:a cause of testicular atrophy［J］. Clin Radiol,1999,54(5):317-320.

［12］甘卫东,孙则禹,戴玉田,等.附睾肿块155例临床分析［J］.中华男科学,2001(06):380-381.

［13］Yang D M,Yoon M H,Kim H S,et al. Comparison of tuberculous and pyogenic epididymal abscesses:clinical,gray-scale sonographic,and color Doppler sonographic features［J］. AJR Am J Roentgenol,2001,177(5):1131-1135.

［14］李铁强,朱朝阳,姜鸿胥,等.睾丸扭转(附18例报告)［J］.中华泌尿外科杂志,2002,23(10):631-633.

［15］王枫钊,陈刚.超声与核素显像对急性附睾炎和睾丸扭转的鉴别［J］.上海第二医科大学学报,2003,23(4):351-252.

［16］杨金瑞.泌尿外科临床进修手册［M］.湖南科技出版社,2003.

［17］Lim G Y,Lim S A,Jeong Y J,et al. Infantile scrotal pyocele simulating missed testicular torsion on sonography［J］. J Clin Ultrasound,2003,31(2):116-118.

［18］王定勇,邓金华,宋大清,等.睾丸扭转误诊113例分析［J］.中华男科学杂志,2004,10(11):864-866.

［19］Sugishita K,Kashiwagi A,Nagamori S,et al.［Serous papillary adenocarcinoma of the tunica vaginalis of the testis:a case report］［J］. Nihon Hinyokika Gakkai Zasshi,2004,95(3):626-629.

［20］Seo I Y,Kim S G,Han W C,et al. Paratesticular mucinous cystadenocarcinoma:metastasis from pancreatic cancer［J］. Int J Urol,2004,11(12):1147-1149.

［21］陈镇钏,虞学助,戴方胜,等.30例睾丸损伤的诊治分析［J］.中华创伤杂志,2004,20(3):165-167.

［22］居小兵,夏国伟,吴宏飞,等.双侧附睾炎症伴脓肿形成1例报告［J］.中华男科学杂志,2004(07):555.

［23］Konicki P J,Baumgartner J,Kulstad E B. Epididymal abscess［J］. Am J Emerg Med,2004,22(6):505-506.

［24］王风,梅红兵,常江平.睾丸损伤31例报告［J］.中华男科学杂志,2005,11(12):939-940.

［25］王建伟.42例闭合性睾丸损伤诊治分析［J］.中华创伤杂志,2005,21(11):848.

［26］Minagawa T,Hirabayashi N,Furuhata M,et al. Two cases of an intrascrotal cystic mass mimicking a testicular tumor and review of the literature［J］. Hinyokika

Kiyo,2006,52(4):311-314.

[27] 蒲军,吴小候,唐伟,等.21 例睾丸损伤的临床分析[J].重庆医科大学学报,2007,32(10):1101-1102.

[28] Jimenez Y R,Gallego S J,Gonzalez V L,et al.[Chronic calcified hematocele. Case report][J].Arch Esp Urol,2007,60(3):303-306.

[29] Hoang T T,Qiu S,Rodriguez G. Rare cystic mucinous cystadenoma presenting as a scrotal mass[J].Urology,2007,70(6):1223.

[30] Lara B C,Porras H V,Jurado E P.[Chronic hematocele simulating a testicular tumor. Report of two cases][J].Arch Esp Urol,2008,61(4):537-540.

[31] Bhatt S,Dogra V S. Role of US in testicular and scrotal trauma[J]. Radiographics,2008,28(6):1617-1629.

[32] Mahmood N S,Suresh H B. Role of Doppler sonography in uncovering the testis within a pyocele:the "falling snow" sign[J].J Ultrasound Med,2009,28(4):557.

[33] 阳世宇,许宏.症状不典型睾丸扭转 7 例并文献复习[J].中华男科学杂志,2010,16(8):732-734.

[34] 任彦,周云,丁粤粤,等.睾丸扭转术中应用彩色多普勒评价睾丸活力的实验研究[J].中华小儿外科杂志,2010,31(4):289-293.

[35] Gupta A,Lal C,Agarwal S K,et al. Epididymal abscess in renal transplant:uncommon presentation of Klebsiella septicemia[J].Clin Exp Nephrol,2010,14(1):97-99.

[36] Numakura K,Tsuchiya N,Tsuruta H,et al. A case of intratesticular endometrioid papillary cystadenocarcinoma[J].Jpn J Clin Oncol,2011,41(5):674-676.

[37] Kraft K H,Lambert S M,Snyder H R,et al. Pyocele of the scrotum in the pediatric patient[J].J Pediatr Urol,2012,8(5):504-508.

[38] Bruner D I,Ventura E L,Devlin J J. Scrotal pyocele:Uncommon urologic emergency[J].J Emerg Trauma Shock,2012,5(2):206.

[39] Rao M S,Arjun K. Sonography of scrotal trauma[J].Indian J Radiol Imaging,2012,22(4):293-297

[40] 陈炜,邓春华,戴宇平.男科手术学[M].人民卫生出版社.2012.

[41] 叶华茂,刘智勇,许传亮,侯建国,孙颖浩.阴囊镜技术在睾丸扭转早期诊断中的应用[J].微创泌尿外科杂志,2013,02:117-118.

[42] Wang Z,Wei YB,Yin Z,et al. Diagnosis and Management of Scrotal Superficial Angiomyxoma With the Aid of a Scrotoscope:Case Report and Literature Review[J].Clin Genitourin Cancer,2014.

[43] Bin Y,Yong-Bao W,Zhuo Y,et al.Minimal hydrocelectomy with the aid of scrotoscope:a ten-year experience[J].Int Braz J Urol,2014,40(3):384-389.

[44] Yang JR,Wei YB,Yan B,et al. Comparison between Open Epididymal Cystectomy and Minimal Resection of Epididymal Cysts Using a Scrotoscope:A Clinical Trial for the Evaluation of a New Surgical Technique[J].Urology. 2015 Jun;85(6):1510-4.

[45] Dale R,Hoag N A. Isolated epididymal injury after blunt scrotal trauma from high velocity paintball round[J].Can Urol Assoc J,2015,9(5-6):E319-E320.

第九章

阴囊镜辅助阴囊及内容物病变手术

第一节 阴囊镜辅助睾丸活检术

一、概述

睾丸活检是以往鉴别梗阻性和非梗阻性无精子症的主要检查手段,但是近年来随着辅助生殖技术的发展尤其是卵胞浆内单精子显微注射技术(ICSI:Intracytoplasmic Sperm Injection)的逐渐成熟,让睾丸活检也从单纯的诊断方法变成了诊断和治疗兼具的一种诊疗手段。

目前睾丸活检的方法种类繁多,主要可分为:开放式活检、穿刺活检、针吸活检和显微取精等。开放活检被认为是获取睾丸组织,评价精子发生的金标准,但因创伤大、痛苦明显、血肿、感染及对睾丸血供的影响致睾丸萎缩等并发症而使其应用受到一定程度的限制;穿刺活检操作简单、损伤小具有微创性是其优势,但其具有一定的随机性而产生假阴性,建议多点分区多次活检降低其假阴性率;针吸活检因获取组织量过少,在评估精子发生方面和开放活检的一致性差,组织诊断的准确率低,获取的正常精子数目也明显少于穿刺活检而使其应用与推广受到了限制;显微解剖取精主要适用范围是非梗阻性无精子症,创伤大,且需要显微手术操作设备和良好的显微外科技术,目前在国内开展的较少。

我们所提出的阴囊镜辅助睾丸活检术,即在麻醉实施后,睾丸活检之前行阴囊镜,在为睾丸活检建立通道的同时也可观察阴囊内睾丸、附睾及精索的外观形态及有无明确病变,指导睾丸活检的具体穿刺/活检部位,提高睾丸活检的精子检出率,排除睾丸的原位癌。

二、适应证和禁忌证

1. 适应证诊断为无精症,需行睾丸活检进一步评估睾丸的生精功能或者需从睾丸内取精行辅助生殖助孕等。

2. 禁忌证阴囊皮肤、睾丸的急性炎症,交通性鞘膜积液,睾丸结核,恶性肿瘤,凝血功能障碍,有严重内科疾病无法耐受手术者。

三、术前准备

1. 完善术前相关检查三大常规、凝血功能、肝肾功能、胸片、心电图、B超等,精液检查(≥2次),染色体核型分析、Y染色体微缺失检测、性激素6项等。

2. 完善术前准备备皮、术前肥皂水彻底清外阴,术中给予抗生素预防感染。

四、手术步骤

（一）麻醉、体位、消毒

采取局麻、硬膜外麻醉或全身麻醉。取截石位。常规外阴部消毒。

（二）主要手术器械

阴囊镜手术器械包、膀胱镜活检包、膀胱镜、手术切口膜、4-0或者5-0可吸收缝线。

（三）手术过程

1. 建立切口 在阴囊前下壁行1cm切口纵行逐层切开阴囊壁各层达鞘膜腔、白膜外,形成置镜微创切口,组织钳钳夹两侧阴囊壁全层并提起(图9-1-1)。

2. 阴囊镜检 置入阴囊镜,置镜依次观察精索、附睾、睾丸形态及相互解剖关系,初步明确有无肉眼可见的病变,镜下定位穿刺/活检点(图9-1-2)。

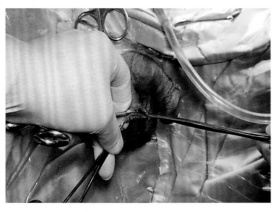

图 9-1-1 小切口建立置镜通道

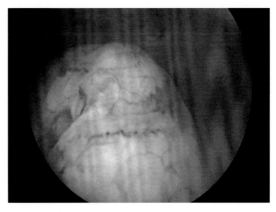

图 9-1-2 观察阴囊内容物

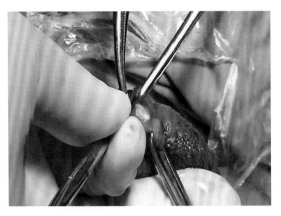

图 9-1-3 暴露睾丸白膜

3. 睾丸活检 退镜,将已定位的穿刺/活检点暴露在已建立的通道下,行活检术(如图 9-1-3,4,5)。①开放活检:刀片从已定位处划开白膜,组织钳夹取部分组织送检,必要时需多点活检。②穿刺活检:活检针从已定位处进针,多方向取组织 4-5 条送检。

4. 缝合白膜后再次阴囊镜检 充分止血后可吸收线缝合白膜(图 9-1-6),再次从已建立的通道置镜观察阴囊内容物的解剖结构、有无损伤及活动性出血,必要时可予阴囊镜下辅助电凝止血(图 9-1-7)。

5. 伤口引流 退镜,留置橡皮引流膜,缝合切口 1 针(图 9-1-8)。

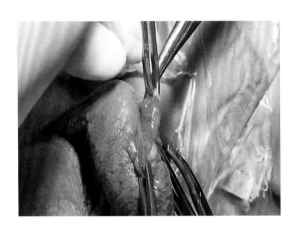

图 9-1-4 取活检

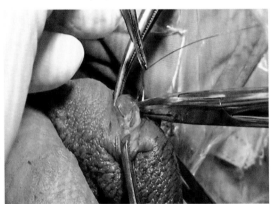

图 9-1-5 缝合睾丸白膜

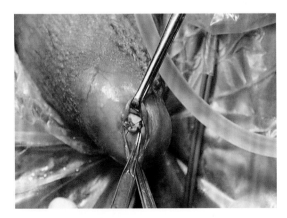

图 9-1-6 白膜缝合完毕

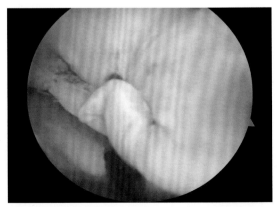

图 9-1-7 通过置镜通道再次置镜观察

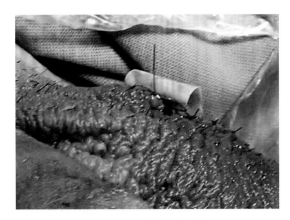

图 9-1-8　缝合切口，留置橡皮引流膜

五、注意事项

1. 定位穿刺/活检点时，尽量选取附睾头部对侧睾丸中上部为穿刺/活检区，此处为相对无血管区。

2. 注意避免损伤附睾、精索，防止发生附睾、睾丸扭转。

3. 术中始终保持至少一把组织钳钳夹住阴囊壁全层，避免阴囊壁组织滑入阴囊内，导致操作困难。

4. 第二次置镜观察时，要注意观察效率，尽量减少观察时间及液体灌注量，可以减少阴囊水肿的发生。

5. 术后密切观察患者自觉症状及睾丸大小变化，若患者胀痛明显、睾丸或阴囊进行性增大或渗血增多时需考虑睾丸血肿可能，必要时需切开探查清除血肿。

六、术后处理

1. 术后常规留置导尿管，患者清醒后拔除。

2. 常规采用阴囊托，将阴囊托起。

3. 预防性抗生素抗感染治疗。

4. 术后根据伤口情况拔除引流条，一般 24~48 小时内拔除，若伤口渗出较多或阴囊水肿明显，可更换引流条。

七、并发症及其防治

1. 阴囊水肿常发生在阴囊壁的切口处灌洗液进入阴囊壁或由镜体误入阴囊壁夹层而带入灌洗液所致，保证阴囊切口两侧全层阴囊壁被夹闭，可预防阴囊水肿的发生，一般不需要特殊处理，术毕鞘膜腔引流。

2. 阴囊血肿可发生在阴囊壁进入切口时，小出血点未能及时处理，可由睾丸活检后白膜小切口缝合不彻底有渗血所致，注意再次置镜检查时观察仔细,有小出血点要电凝止血,术后引流,加压包扎阴囊,一般只要引流通畅,可自愈。

3. 阴囊感染皮肤消毒要严格,若皮肤有炎症为禁忌证,需待皮肤炎症愈合后再行睾丸活检,术后需应用抗生素,及时换药预防感染的发生。

4. 睾丸萎缩术中操作仔细,尽量避免损伤睾丸内血管,一旦发生以上情况,可先予观察。

5. 继发性睾丸鞘膜积液多由于术中止血不彻底,术后引流欠通畅所致,术中仔细止血,阴囊镜操作结束时尽可能放出阴囊内的残余灌洗液,术后保证引流通畅,阴囊托伤口加压包扎,必要时穿刺抽液或重新开放引流。

操作要点:阴囊镜下睾丸活检术,不仅仅是为了做睾丸组织活检,重点也有仔细观察睾丸附睾精索的形态、大小、有否可疑病变,有可疑病变时也可考虑做组织活检。在阴囊小切口处做睾丸活检,创口缝合后要检查有无小细精管外露,有外露时应用小血管钳去除。睾丸松回鞘膜腔后再用阴囊镜观察创面缝合情况,是否有出血。

笔者经验:睾丸活检术常施行开放式睾丸活检,因开放式活检被认为是获取睾丸组织、评价精子发生的金标准。但利用阴囊壁小切口行睾丸活检,其缺点是不能观察睾丸附睾等器官全貌及形态大小、颜色、畸形等病变,阴囊镜下探查解决了这一缺憾。Gerris 将阴囊内镜用于男性不育的诊断,有24例精液缺陷的患者,在全麻下实行了阴囊镜检,发现梗阻性精子缺乏及少精症等可见附睾头囊肿、附睾营养不良、旁睾及附睾管扩张。Shafik 对31例不育患者作阴囊镜探查及睾丸活检,在精索静脉曲张的病例中,能在睾丸表面看到曲张的静脉,在一些不育患者的附睾头可见到多个小囊肿。

第二节   阴囊镜辅助睾丸鞘膜切除术

一、概述

在正常情况下睾丸鞘膜内含有少量液体,其可通过精索内静脉和淋巴系统以恒定的速度吸收,当鞘膜本身或睾丸、附睾等发生病变时,液体的分泌增加或吸收减少,鞘膜囊内积聚的液体超过正常量而形成囊肿者,则称之为鞘膜积液(Hydrocele)。鞘膜积液在男性人群中的总发病率约1%,可分为原发性和继发性。原发者病因不清,继发者则伴有原发疾病,如急性者见于睾丸炎,附睾炎,创伤或高热,心衰等全身疾病。慢性者多无明显诱因,有时可见于阴囊慢性损伤或腹股沟区淋巴、静脉切除等局部手术以后,亦可并发于阴囊内某些疾病,如肿瘤、结核、梅毒等。在热带和我国南方丝虫病、血吸虫病也可引起鞘膜积液。婴儿型鞘膜积液与其淋巴系统发育迟缓有关,发病年龄在40岁以后。鞘膜积液可分为四个类型:睾丸鞘膜积液、精索鞘膜积液、睾丸精索鞘膜积液和交通性鞘膜积液,其中以睾丸鞘膜积液最常见。

治疗上依据患者年龄、疾病严重程度等可采取随访观察、保守治疗及手术。对于穿刺抽吸术和硬化剂注入曾被用于保守疗法治疗鞘膜积液,但因其疗效的不确定、局部反应强烈及高复发率,尚未得到广泛认可。手术疗法在世界范围被公认为治疗鞘膜积液的金标准。

近年来,鞘膜积液的手术治疗逐渐朝着微创方向发展,微创的关键在尽量使用小切口和缩小解剖分离范围而又不影响手术的安全性和有效性。众多微创手术方式由此诞生,这其中包括1957年Semsi提出的鞘膜开窗术,1964年Lord报道的鞘膜折叠术以及2009年将鞘膜拖至阴囊外鞘膜切除、2011年提出的小切口剥离,这几种皮肤切口虽小但仍强调切除睾丸鞘膜前壁的大部甚至全部。但是除了常规的睾丸鞘膜翻转术,切除鞘膜同时能够肉眼观察睾丸内容物以初步明确病因外,其他各种术式均是对症治疗,都无法明确鞘膜积液的病因。尤其对于继发性鞘膜积液,仅仅单纯强调小切口切除睾丸鞘膜,可能会遗漏导致鞘膜积液的某些重要病因。

我们自1990年以来,使用膀胱镜、电气化镜及等离子电切镜等作为阴囊镜来诊治阴囊及阴囊内容物疾病。目前阴囊镜已经成为一种用于阴囊及其内容物疾病诊治的重要工具,得到国内外同行广泛认可。这里我们介绍其在诊治睾丸鞘膜积液上的应用及方法。阴囊镜辅助鞘膜切除术,是一种在阴囊镜辅助下,观察阴囊内容物以明确鞘膜积液发生初步原因后,再利用小切口将鞘膜拖出阴囊外切除的方法治疗睾丸鞘膜积液。阴囊镜下操作步骤精简如下:①建立小切口;②置镜观察阴囊内容物,初步明确病因及疾病性质再行下一步诊治,如等待观察、镜下活检、取积液送检、电切等操作;若采用阴囊镜辅助鞘膜切除术治疗鞘膜积液,在完成第①和②后,再③退镜并结合小切口行鞘膜切除;④置镜观察,评估鞘膜切除范围是否完整、是否合并附睾、睾丸等损伤、有无出血及必要时电凝止血等。本术式主要优点:①微创,切口仅1cm大小;②不需要将睾丸附睾暴露于阴囊外即可放大清楚观察阴囊内容物;③必要时可取组织活检、积液送检、电凝、电切等操作;④术后伤口恢复快,并发症少。

二、适应证和禁忌证

1. 适应证　符合《2014版中国泌尿外科疾病诊断治疗指南》指南手术指征者,即2岁以下婴儿的鞘膜积液一般可自行吸收,但是当积液量大而无明显自行吸收者;2岁以上较大的睾丸鞘膜积液有临床症状影响生活质量者。

2. 禁忌证 睾丸附睾急性炎症;阴囊皮肤炎症者;交通性鞘膜积液;不能摆放截石体位;有严重心肺等基础疾病不能耐受手术者。

三、术前准备

术前全身检查 包括三大常规、凝血功能、肝、肾功能、心电图、胸片等;术前详细的体格检查、B超等检查了解睾丸鞘膜积液量、双侧附睾及睾丸情况,初步排除其他可能引起鞘膜积液的疾病,必要时结合其他辅助检查。

术前常规准备 阴囊手术区域备皮、并清洗会阴部,静脉预防性应用抗生素。

四、手术步骤

(一)麻醉、体位、消毒

硬膜外麻醉、或全身麻醉。取截石位。常规外阴部消毒。

(二)主要手术器械

阴囊镜手术器械包、膀胱镜包及等离子电切包、手术切口保护膜、电刀、4-0 或者 5-0 可吸收缝线。

(三)手术过程

1. 建立小切口 在患侧阴囊前壁偏下方切开 1cm 大小切口,依次分离到达鞘膜腔,见淡黄色透明液体溢出;用两把 Allis 钳钳夹阴囊壁全层(图 9-2-1)。

2. 置镜观察阴囊内容物 观察阴囊、鞘膜腔及阴囊内容物。一般做阴囊镜检时常在视野下较容易见到睾丸、附睾等内容物。但是在睾丸鞘膜积液时,鞘膜腔扩大,常在一个视野下仅见到鞘膜腔、鞘膜壁。明确是否合并其他疾病,必要时镜下活检、取积液送检等操作(图 9-2-2);有时可见鞘膜慢性炎症表现(图 9-2-3),此时不影响继续手术。

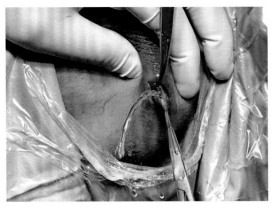

图 9-2-1 阴囊前壁偏下方建立 1cm 小切口

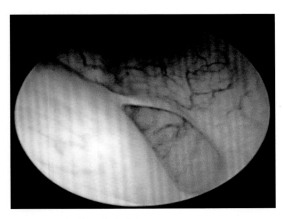

图 9-2-2 镜检阴囊内容物

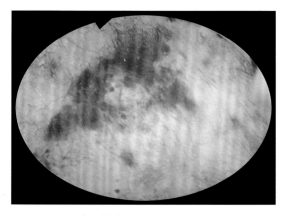

图 9-2-3　鞘膜慢性炎症表现

3. 退镜并结合小切口行鞘膜切除　左手示指进入鞘膜腔，可能触及睾丸附睾及鞘膜壁；左手示指隔开睾丸附睾，辅助将鞘膜壁层拖出阴囊外（图 9-2-4）；左手轻揉拖拽，在左手示指辅助指引下，右手持中弯止血钳，钝性逐层分离（图 9-2-5）注意边剥离边止血，直至分离出足够多的鞘膜（图 9-2-6）；使用电切切除鞘膜（电刀功率 60W）并创缘彻底电凝止血（电刀功率 40W）（图 9-2-7）；退出左手示指，鞘膜壁层残缘回缩入阴囊腔。

4. 再次置镜观察　注意鞘膜切除范围，是否出血、是否发生附睾睾丸扭转及损伤（图 9-2-8）；如出现鞘膜残缘出血点，可在镜下电凝止血（电凝功率 80W）。

5. 术后处理　常规放置橡皮引流膜，缝合切口（图 9-2-9）；制作阴囊托（图 9-2-10）。

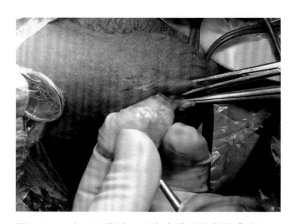

图 8-2-4　左手示指伸入阴囊内辅助拖出鞘膜壁层

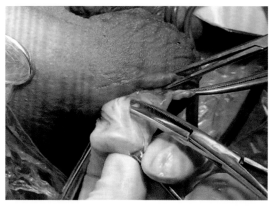

图 9-2-5　左手示指辅助下右手持钳分离壁层鞘膜，注意边剥离边止血

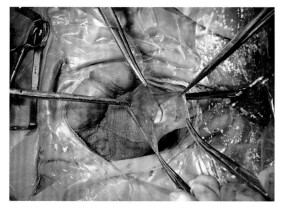

图 9-2-6　鞘膜壁层被拖出阴囊外

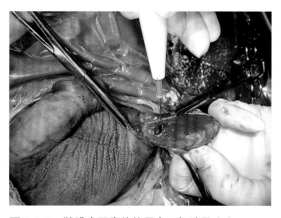

图 9-2-7　鞘膜在阴囊外使用电刀切除及止血

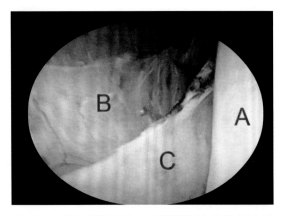

图 9-2-8 再次置镜观察,注意鞘膜切除范围,图中可见切除壁层鞘膜创面(B)及创缘,残余鞘膜(C)及睾丸边缘(A)

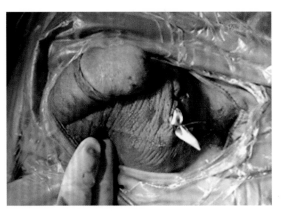

图 9-2-9 放置橡皮引流膜,缝合切口

视频9 阴囊镜辅助睾丸鞘膜切除术

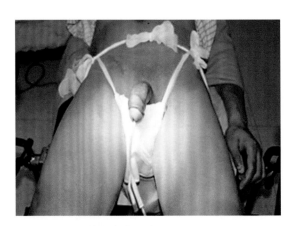

图 9-2-10 阴囊托托起阴囊

五、注意事项

1. 阴囊镜应仔细、全面观察阴囊内容物,注意是否存在引起鞘膜积液的原发疾病,必要时镜下活检、取积液送检、开放手术操作等明确病因诊断。

2. 仔细剥离鞘膜,剥离鞘膜壁层过程中注意边剥离边电凝止血,尽量切除足够多的鞘膜,以防止积液复发;电切除后注意创缘使用电凝彻底止血。

3. 注意不要损伤附睾、睾丸及精索,防止发生附睾、睾丸扭转。

4. 术中始终保持至少一把组织钳钳夹住鞘膜壁层边缘,禁忌用力撕扯,避免鞘膜壁组织滑入阴囊内,加大手术难度和延长手术时间。

5. 第二次置镜观察时,要注意观察效率,尽量减少观察时间及液体灌注量,可以减少阴囊水肿的发生。

六、术后处理

1. 术后常规留置导尿管,患者清醒后拔除。

2. 常规采用阴囊托,将阴囊托起。

3. 预防性抗生素抗感染治疗。

4. 术后根据伤口情况拔除引流条,一般 24~48 小时内拔除。

5. 追查术后病理结果,对于确诊继发性鞘膜积液者,积极处理原发疾病,如炎性病变者继续予以抗生素治疗,结核病变者继续予以规范抗结核治疗。

6. 术后一月复诊,评估手术效果及并发症;以后可以视情况再决定是否复查及复查频次。

七、并发症及其防治

1. 阴囊水肿　这是本手术尤其需要注意的并发症。在临床中,我们总结经验发现,术中在镜检或者手术切除等操作下,同时满足以下两个条件即容易发生阴囊壁水肿,即①睾丸鞘膜壁层破裂或者手术切除;②灌注液持续灌注。在本手术操作中,鞘膜拖出切除之前的镜检过程,一般不会发生水肿,水肿主要发生在鞘膜切除后再次镜检的过程中,这个时候上述两个造成阴囊壁水肿的条件都存在,因而水肿容易发生。水肿发生及严重程度主要与以下几个因素有关,①鞘膜壁层破裂或切除范围,一般来说破裂或切除范围越大,水肿越容易发生且程度越重,但当鞘膜壁层切除足够大时,阴囊水肿反而不明显,即面积较大的鞘膜创面有时比面积较小的鞘膜下创面形成阴囊壁水肿反而轻,原因是灌注液从小的鞘膜下创面进入阴囊壁后,受到其他部位鞘膜与皮肤的张力影响,在阴囊壁夹层内容易浸延形成水肿;②灌注时间,时间越长,越易发生且程度越重;③鞘膜腔内灌注压力平衡,进液量越大、速度越快、和(或)出水不畅,造成鞘膜腔内压力过大,水肿越易发生且程度越重。因此针对上述容易造成水肿的原因分析,在操作中,主要从以下几方面来减少水肿的发生,即①在保证镜检或手术质量的条件下,尽量减少镜检或手术时间;②保持阴囊内水压,维持灌注液进水及出水平衡。事实上,即使出现阴囊水肿,也不需要过于担忧,保持通畅的引流,如放置橡皮引流膜,若敷料渗湿,及时更换敷料及阴囊加压即可。我们的临床经验证实,阴囊水肿绝大多数会在操作或手术后 24 小时左右明显减轻或消失,一般不会超过 48 小时,若发生也不需要其他特殊处理。

2. 阴囊血肿　小切口切除鞘膜后形成的血肿常与术中止血过程有关联。在剥离鞘膜时就应边剥离边止血,因为剥离时创面回缩后可有出血点渗血。故强调边剥离边止血,不能一味地剥离。如术后血肿形成,可参照前面章节方法进行处理。

3. 阴囊切口感染 由于该手术可发生阴囊壁水肿及血肿并发症,故需要特别注意避免切口感染的发生,如果发生感染,处理方法可参照阴囊镜手术并发症章节(具体参考本书第六章)。

4. 睾丸萎缩 本操作尚未见此并发症发生,但是术中一定要操作仔细,避免误伤精索。一旦发生以上情况,可先予以观察,如睾丸萎缩明显,必要时手术切除睾丸。

5. 继发性鞘膜积液 比较少见,但是有可能发生。主要预防要点是保证术中彻底止血,术后充分引流,用阴囊托包扎完全。如果确实经过上述预防措施后,仍然发生继发性鞘膜积液,建议穿刺引流或重新开放引流等。

6. 原发性疾病相关并发症 按照原发疾病的性质及严重程度,按照相应指南治疗。

操作要点:置镜观察有否导致睾丸鞘膜积液的病变。左手示指从阴囊小切口进入睾丸鞘膜腔,止血钳分离出并夹住鞘膜壁层。将左手示指第一节指腹作为"手术分离平台",在指腹表面分离鞘膜壁层并向外牵扯,边牵扯边分离,有小出血点时及时用电凝刀止血。用电凝刀及时止血很重要,避免鞘膜切除残缘回缩后出血。视睾丸鞘膜积液的多少决定切除鞘膜的大小,当壁层鞘膜分离出足够大时,在充分电凝出血点后,切除鞘膜。松回鞘膜残缘再置镜观察睾丸附睾有否损伤,鞘膜边缘是否有出血点,有出血点则阴囊镜直视下电凝止血,置引流条。

笔者经验:如果无阴囊镜的辅助技术,阴囊壁做小切口,按照本术式的鞘膜切除方法也可完成壁层鞘膜切除术。但无阴囊镜的辅助则有两大缺憾,一是睾丸鞘膜积液常常是继发病变所致,无阴囊镜的观察则容易遗漏阴囊内容物的病变,二是当鞘膜切除后,鞘膜残缘回缩,如仍有出血点则无法观察到及无法进一步处理,容易形成术后阴囊血肿。在阴囊镜的再置镜观察下如发现有鞘膜残缘出血点,则镜下直视电凝止血,可避免阴囊血肿形成。对于鞘膜切除后,再进镜观察止血,我们原认为灌注液冲洗可能容易形成阴囊壁水肿,结果发现不一定形成明显的阴囊壁水肿,原因是鞘膜切除范围内灌注液的水压力是均匀的,反而鞘膜切除小形成鞘膜壁创面小时灌注液容易进入阴囊壁,在阴囊壁夹层中蔓延形成水肿。

第三节 阴囊镜辅助精索鞘膜切除术

一、概述

精索鞘状突部分局限性积液,两端关闭,不与腹腔及睾丸鞘状突相通,称为精索鞘膜积液,亦称为精索囊肿。与腹腔相通则称为交通性精索鞘膜积液。对于精索鞘膜积液的治疗,目前方法主要有等待观察、穿刺抽液硬化法和手术切除。开放手术疗效确切,但是易出现一些并发症,如阴囊血肿、阴囊水肿、睾丸损伤、精索损伤、感染及睾丸萎缩等。随着微创治疗技术的发展,穿刺抽液硬化法也逐渐被人们所接受,但穿刺抽液硬化法因两个缺点使其应用推广受到一定的限制:一是易复发;二是无法取得组织标本进行病理诊断,尤其对于部分继发性精索囊肿,其因炎性、结核性甚至肿瘤性的原发疾病没有得到组织学病理检查而造成漏诊、误诊,贻误其原发疾病的诊断和治疗,进而给患者造成伤害。

阴囊镜辅助精索鞘膜切除术是一种在阴囊镜辅助下行精索鞘膜切除的手术操作,其以微创、复发率低、组织病理学诊断明确、并发症少等优势而得到越来越广泛的重视。

二、适应证和禁忌证

1. 适应证原发性精索鞘膜积液伴有明显症状、经保守治疗效果不佳者;考虑继发性鞘膜积液,合并原发疾病者。

2. 禁忌证睾丸附睾急性炎症;阴囊皮肤炎症者;交通性鞘膜积液;不能摆放截石体位;有严重心肺等基础疾病不能耐受手术者。

三、术前准备

1. 术前全身检查:包括三大常规、凝血功能、肝、肾功能、心电图、胸片等;

2. 术前详细的体格检查,通过改变体位检查精索鞘膜积液大小来初步判断是否为交通性;阴囊触诊能否触及睾丸来初步判断与睾丸鞘膜积液的区别;

3. B超等检查了解精索鞘膜积液大小、位置、是否合并原发疾病、双侧附睾及睾丸情况,必要时结合其他辅助检查;

4. 术前常规外阴部备皮、并清洗外阴部,可静脉预防性应用抗生素。

四、手术步骤

(一)麻醉、体位、消毒

局麻、硬膜外麻醉或全身麻醉。取截石位。常规外阴部消毒。

(二)主要手术器械

阴囊镜器械包、膀胱镜活检包、等离子电切包、手术切口保护膜、4-0可吸收缝线。

(三)手术过程

1. 确定精索鞘膜积液位置 结合B超结果(图9-3-1)再次触诊并明确精索鞘膜积液的位置(图9-3-2)。

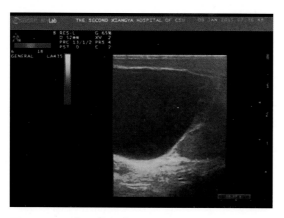

图 9-3-1 B 超示右侧睾丸上方见一约 7×4cm 无回声区,边界清,形态规则,内透声可,盲端指向睾丸

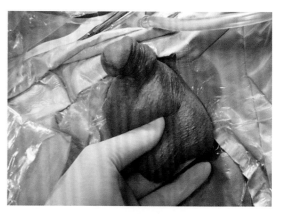

图 9-3-2 触诊明确精索鞘膜积液位置

2. 建立置镜通道 在患侧精索鞘膜积液偏上方切开约 1cm 大小切口(图 9-3-3);依层次分离到达精索鞘膜腔,见淡黄色透明液体溢出;以两把组织钳钳夹皮肤至精索鞘膜壁的全层并提起形成置镜通道。

3. 阴囊镜检 自形成的置镜通道放入电切镜(图 9-3-4),仔细观察精索鞘膜腔内,明确鞘膜腔内的组织结构及是否合并其他肉眼可分辨的疾病,发现病变及时处理,必要时镜下活检、取积液送检等。

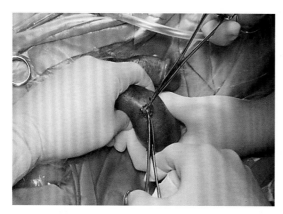

图 9-3-3 在患侧精索鞘膜积液前壁偏上方建立 1cm 小切口

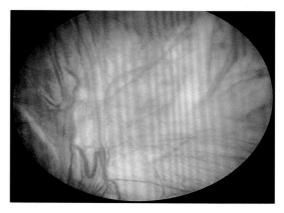

图 9-3-4 置镜见精索鞘膜腔内

4. 手术剥离精索鞘膜 退镜,左手示指进精索鞘膜腔,右手用小弯钳夹住鞘膜边缘,左手示指轻轻抬起鞘膜。右手小弯钳在左手示指指腹的表面分离鞘膜(图 9-3-5)。将鞘膜拖出阴囊外,左手轻柔拖拽,右手钝性逐层分离,直至将鞘膜完全剥离(图 9-3-6);切除鞘膜送病检(图 9-3-7),电刀创缘彻底电凝止血(图 9-3-8)。

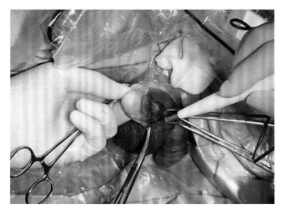

图 9-3-5　右手弯钳在左手示指的表面分离鞘膜

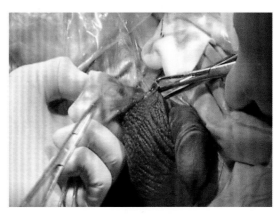

图 9-3-6　直视下将鞘膜完全剥离

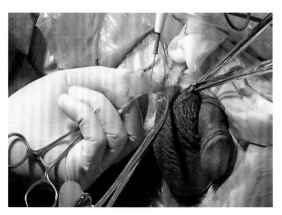

图 9-3-7　切除鞘膜送病检

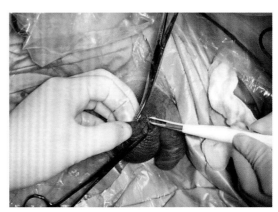

图 9-3-8　电刀将创缘彻底电凝止血

5. 再次置镜观察　再次经置镜通道观察,注意鞘膜切除的范围,创缘是否有出血(图 9-3-9)、必要时可予电切镜下电凝止血。

6. 切口处理　常规放置橡皮引流膜,缝合切口;导尿、制作阴囊托(图 9-3-10)。

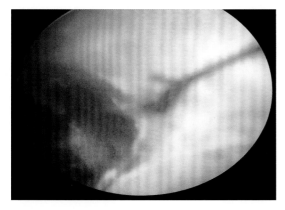

图 9-3-9　再次置镜观察

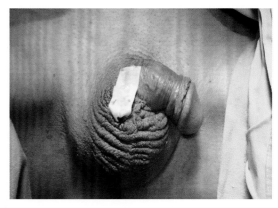

图 9-3-10　留置橡皮膜引流

视频 10　阴囊镜辅助精索
鞘膜切除术

五、注意事项

1. 术前再次触诊明确精索鞘膜积液的部位,并设计切口位置。

2. 术前阴囊镜应仔细、全面观察,注意是否存在其他合并疾病,必要时采取镜下活检、取积液送检、开放手术操作等明确病因诊断;

3. 为防止囊肿复发,精索囊肿拖出切口外,尽量完整切除;

4. 同样切除后注意创缘使用电凝彻底止血。

5. 邻近睾丸附睾的精索鞘膜积液手术时注意不要损伤附睾、睾丸及精索,防止发生附睾、睾丸扭转;

六、术后处理

1. 术后常规留置导尿,患者清醒后拔除。

2. 预防性抗生素抗感染治疗。

3. 术后根据伤口情况拔除引流条,一般 24 小时内拔除。

4. 追查术后病理结果,必要时做相应辅助治疗。

5. 术后 1 个月复诊一次,评估手术效果及并发症;以后可以视情况再决定是否复查。

七、并发症及其防治

1. 阴囊水肿、血肿、感染　阴囊水肿主要与鞘膜去除后再置镜灌液有关;阴囊、伤口处血肿主要与精索血管损伤有关;感染与引流、是否无菌等有关。

2. 睾丸萎缩　精索鞘膜的切除可导致睾丸萎缩并发症的发生,主要是因为精索鞘膜紧贴精索,在分离鞘膜时易致精索血管损伤。本操作尚未见此并发症发生,但是术中一定要操作仔细,避免误伤。左手示指的指腹可形成一个"操作平台",在指腹辅助下一定要紧贴鞘膜面做分离,宁可鞘膜分离出小孔,也不要远离鞘膜而误伤精索血管。

3. 继发性鞘膜积液　多由于术中止血不彻底,术后引流欠通畅所致,术中仔细止血,阴囊镜操作结束时尽可能放出鞘膜腔内的残余灌洗液,术后保证引流通畅,阴囊托伤口加压包扎,必要时穿刺抽液或重新开放引流。

操作要点:精索鞘膜切除的操作要点类似于睾丸鞘膜切除术。不同点为睾丸鞘膜切除的是壁层鞘膜,而且壁层鞘膜也不求全部切除,而精索鞘膜切除则要求尽量将鞘膜完整切除。在分离精索鞘膜时注意勿损伤精索血管。如果鞘膜与精索血管粘连紧密,也不强求分离,可留少许与精索粘连的鞘膜不切。

笔者经验:精索鞘膜积液与睾丸鞘膜积液的鉴别要点是:扪及精索鞘膜积液外还可扪及到睾丸附睾,而睾丸鞘膜积液则由于包绕了睾丸附睾,除鞘膜积液外睾丸扪及不清。两者透光实验均阳性。精索鞘膜切除术中一般不会见到睾丸,但当精索鞘膜积液的下缘紧贴睾丸鞘膜腔时,完整切除精索鞘膜可能会致睾丸鞘膜腔壁破损,在再次置镜可见到下方的睾丸鞘膜腔及睾丸,镜头也可能进入睾丸鞘膜腔。这并不影响手术效果,此时如果放置橡皮膜引流条,引流条内置一端应置入睾丸鞘膜腔中。

第四节　阴囊镜辅助阴囊内肿块小切口切除术

一、概述

阴囊内肿块根据部位可以分为睾丸肿块、鞘膜肿块、附睾肿块、精索肿块等,根据病变性质及病因可分为炎性肿块、良恶性肿瘤及其他病变。阴囊内急性炎症、较小的良性肿块不引起明显症状者,可予以保守治疗或定期随访;当慢性炎性肿块保守治疗无效、良性病变较大并发疼痛等症状、术前对阴囊内实质性肿块诊断有困难、或考虑恶性肿瘤时,则需要手术治疗。

除睾丸恶性肿瘤外,以往阴囊内容物手术一般取阴囊切口,切口大小一般达 4cm 及以上,根据病变的大小及术中病变的范围,手术切口可能会做适当延长。阴囊镜是一种用于阴囊及其内容物疾病诊治的重要工具,其具有创伤小且视野范围较广,可用于观察病变,同时也可以用于术后评估,判断手术切除的完整性、损伤等。

当阴囊内病变位置特殊,不便于直接在阴囊镜下切除时,可以借助阴囊镜观察病变,并将病变拖至切口处,借助阴囊镜的小切口,予以分离、切除;术后,可用阴囊镜再次进入阴囊评估手术切除的完整性,排除及处理术中损伤。

二、适应证和禁忌证

1. 适应证　阴囊内肿块较大,引起明显症状者;肿块反复并发感染者;肿块位置特殊,无法使用阴囊镜在直视下进行电切时;术前肿块性质无法判断者。

2. 禁忌证　怀疑睾丸恶性肿瘤者;阴囊内容物急性炎症者;阴囊皮肤炎症者;交通性鞘膜积液;有严重内科疾病不能耐受手术者。

三、术前准备

1. 肿块并发感染者,术前予以抗生素治疗;可疑结核病变者,复

查胸片、结核全套、血沉、C 反应蛋白等,术前抗结核治疗至少 1 月,必要时根据专科意见调整抗结核治疗时间;

2. 术前详细的体格检查、B 超等检查了解肿块的位置、大小、形状、活动性等,初步确定肿块的性质;可疑睾丸病变者,查 AFP、β-hCG、LDH 等检查。

3. 术前全身检查,包括三大常规、凝血功能、肝、肾功能、心电图、胸片等。

4. 术前肥皂水彻底清洗阴囊,备皮,静脉预防性应用抗生素。

四、手术步骤

（一）麻醉和体位、消毒

采用硬膜外麻醉或全身麻醉。取截石位。常规手术区域消毒。

（二）主要手术器械

阴囊镜手术器械包、膀胱镜活检包、膀胱镜、手术切口膜、4-0 或者 5-0 可吸收缝线。

（三）手术过程

1. 制作阴囊镜手术入路 在阴囊前下壁做 1cm 大小切口,形成置镜微创切口(具体过程参考本书第四章)。

2. 置入阴囊镜 置镜,依顺序观察阴囊内容物,明确病变部位(具体过程参考本书第四章)(图 9-4-1,图 9-4-2);如果肿块位于直视下便于电切除部位(如附睾头顶侧),可利用电切镜切除,如肿块位于直视下不方便电切除部位,则选择将肿块拖至切口处切除方法;

3. 拖出病变 当阴囊内肿块位置特殊(如视频中肿块位于附睾头侧底面,阴囊镜电切难以完全切除),利用阴囊镜退镜及左手辅助,将肿块拖出至切口,组织钳钳夹、固定肿块(图 9-4-3)。

4. 分离 切除肿块 牵拉钳夹住肿块的组织钳,边牵拉边仔细在肿块周围分离,可用电刀边止血,较粗小血管亦可结扎止血;游离肿块,并予以切除(图 9-4-4~ 图 9-4-6);注意勿伤输精管,彻底止血后,将

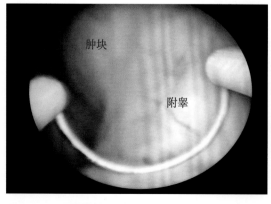

图 9-4-1 阴囊镜检,明确肿瘤位置

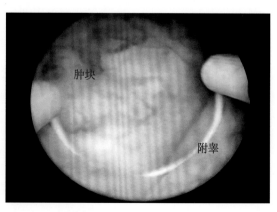

图 9-4-2 阴囊镜检,明确肿瘤位置

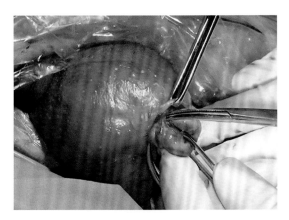

图 9-4-3　拖出肿块

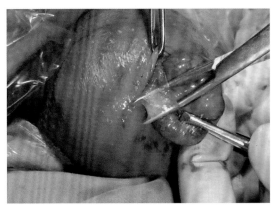

图 9-4-4　分离肿块

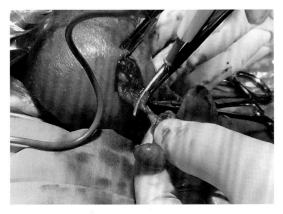

图 9-4-5　切除肿块

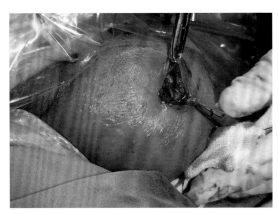

图 9-4-6　切除肿块后大体观

切除肿块后的创面组织还纳入阴囊。

5. 再次镜检　沿原微切口再次阴囊镜检(图 9-4-7),观察肿块切除是否完整,是否有明显出血及阴囊内容物损伤,如有小出血点可电凝止血(图 9-4-8)。退镜,缝合切口,留置橡皮条引流。

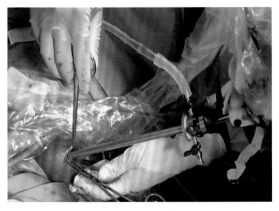

图 9-4-7　再次阴囊镜检

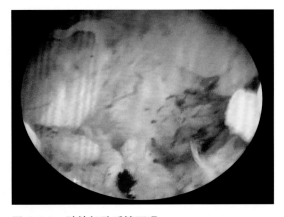

图 9-4-8　肿块切除后镜下观

视频 11　阴囊镜辅助阴囊
内肿块小切口切除术

五、注意事项

1. 阴囊镜应注意全面观察阴囊内容物,注意与术前超声仔细对比,确定病变的部位及范围,避免遗漏。

2. 完全切除肿块。附睾囊肿者,术中操作需尽量轻柔,仔细剥离,尽量完整切除全部囊壁;实质性肿块者,需完整分离,将肿块完整切除后送病理学检查,根据病检结果调整进一步治疗方案;

3. 处理附睾头部的病变,注意精索血管。分离肿块时,应尽量紧贴肿块周边分离;

4. 术中始终保持至少一把组织钳或血管钳钳夹住分离组织部位,避免肿块未分离切除前滑入阴囊内。

六、术后处理

1. 术后采用阴囊托将阴囊托起。

2. 抗生素预防感染;炎性病变者继续予以抗生素治疗;结核病变者继续予以抗结核治疗至少 6 个月。

3. 术后根据伤口情况拔除引流条,一般 24 小时内拔除;当伤口渗液较多或阴囊水肿明显者,可更换引流条,择期拔除。

七、并发症及其防治

1. 阴囊水肿、血肿、感染　同一般阴囊镜手术并发症(具体参考本书第六章)。

2. 睾丸萎缩　主要是由于术中操作时损伤精索内动脉所致。一旦发生以上情况,可先予以观察,如睾丸萎缩明显,必要时手术切除睾丸。

3. 结核窦道形成　术前评估不严格时,未予以预防性抗结核治疗,术中操作时结核病变污染切口所致。处理方法包括继续予以抗结核治疗;若形成窦道则择期行阴囊窦道切除术。

操作要点:处于阴囊镜下不易切除部位的阴囊内肿块多见附睾肿块,用活检钳或异物钳夹住肿块边缘,应用阴囊外手辅助推移摆动将肿物显露在阴囊小切口处。换组织钳夹住固定,用止血钳边分离边切除,注意创面电凝止血或缝扎止血。肿块切除后无出血点后送回阴囊内,再用阴囊镜观察创面,有出血点时应电凝止血。

笔者经验:阴囊内肿块切除有两种方法:一种是在阴囊镜直视下做肿块切除。一种是将肿块显露在阴囊小切口处予以切除。后一种方法适合于阴囊鞘膜腔内肿块位置特殊或电切镜不易操作的部位,如附睾头后面偏下肿块、附睾窦位置肿块、精索近鞘膜壁返折处肿

块等。阴囊镜检查在肿块切除前有定位作用及判断肿块大小、多少和活检的诊断作用,在肿块切除后有进一步电凝止血及观察保证手术效果作用。

第五节　阴囊镜辅助阴囊壁肿块切除术

一、概述

阴囊壁肿块以良性肿块较为常见,如纤维瘤、血管瘤、囊肿、性传播疾病等,恶性肿瘤相对罕见。目前超声是诊断阴囊疾病的重要手段,可用于术前对肿块的定位。然而目前的回顾性研究表明,超声尚无法在术前区分肿块的性质,进一步的诊断还依赖于肿块的穿刺活检。

在阴囊壁肿块的诊断中,超声影像对阴囊壁较小的肿块能比较准确定位,当肿块较大时,肿块与阴囊内容物的位置较为接近,无法区分肿块的来源,常规是选用超声引导下穿刺活检明确诊断。

阴囊镜技术可以在直视下观察阴囊及其内容物,可以明确阴囊肿块的来源,可区分肿块是来源于阴囊壁还是阴囊内容物,以及与阴囊内壁的关系。同时作为一种重要的诊治手段,阴囊镜可以评估手术切除的完整性,以及术后的随访。

二、适应证和禁忌证

1. 适应证　阴囊壁肿块较大,无法明确肿块来源时。
2. 禁忌证　阴囊皮肤炎症者;交通性睾丸鞘膜积液者;阴囊内容物急性炎症者;有严重内科疾病不能耐受手术者。

三、术前准备

1. 术前详细的体格检查、B 超等检查了解肿块的位置、大小、形状、活动性等,初步了解肿块的性质。
2. 术前全身检查,包括三大常规、凝血功能、肝、肾功能、心电图、胸片等;怀疑性传播疾病引起的阴囊壁肿块时,完善相关检查;软组织肿块必要时行 MRI 等检查。
3. 术前肥皂水彻底清洗阴囊,备皮,静脉预防性应用抗生素;全麻手术术前清洁洗肠。

四、手术步骤

(一)麻醉和体位

采用硬膜外麻醉或全身麻醉。取截石位。常规手术区域消毒。

（二）主要手术器械

阴囊镜手术器械包、膀胱镜活检包、膀胱镜、手术切口膜、4-0或者5-0可吸收缝线。

（三）手术过程

1. 小切口 疑阴囊壁肿块时，建立阴囊镜切口（应避免肿块所在部位建立阴囊壁小切口），进入鞘膜腔（图9-5-1，图9-5-2）。

2. 置入阴囊镜，明确病变部位 依顺序观察阴囊内容物及阴囊内壁，有否病变及部位；观察肿块是位于鞘膜腔内阴囊内容物还是阴囊鞘膜腔外阴囊壁的肿块。本节手术以阴囊两鞘膜腔纵隔壁肿块为例，介绍阴囊镜辅助阴囊壁肿块切除术（图9-5-3）。

3. 切除肿块 确定为阴囊壁肿块，退出阴囊镜后，触摸定位阴囊壁肿块。术者左手及一助左手捏住阴囊皮肤将肿块固定，在肿块所在部位阴囊壁上做另一小切口，边游离，边向外挤压肿块（图9-5-4），充分游离肿块，边游离、边止血，在肿块边缘正常分界处2~3cm切除肿块（图9-5-5，图9-5-6）。

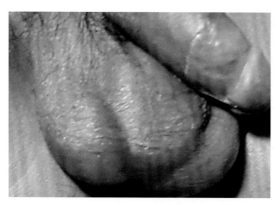

图9-5-1 术前阴囊图像 阴囊壁有占位，是否累及阴囊内容物不详

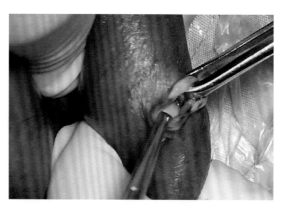

图9-5-2 避开肿块部位，建立阴囊镜检小切口

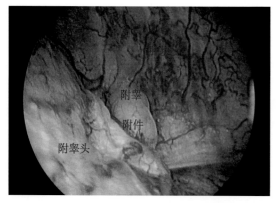

图9-5-3 阴囊镜检 镜下见肿块不在鞘膜腔内，位于两鞘膜腔之间的纵隔壁内

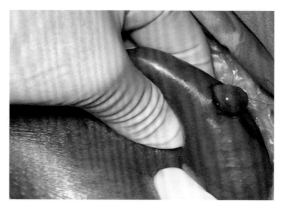

图9-5-4 小切口可见肿块小部分被挤出

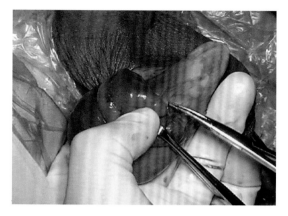

图 9-5-5　利用阴囊小切口分离并切除肿块

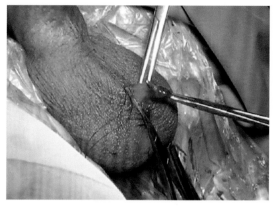

图 9-5-6　利用阴囊小切口分离并切除肿块

4、再次镜检　沿原置镜切口放入阴囊镜再次镜检,观察肿块切除是否完整,是否有明显出血,是否损伤鞘膜腔及阴囊内容物,必要时镜下处理。缝合置镜切口及阴囊壁肿块切除小切口,留置引流(图 9-5-7,图 9-5-8)。

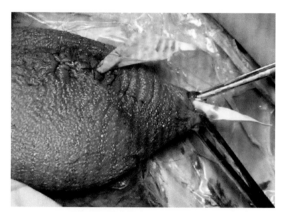

图 9-5-7　阴囊镜检及肿块小切口分别留置引流

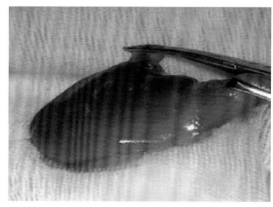

图 9-5-8　切除的肿块

视频 12　阴囊镜辅助阴囊壁肿块切除术

五、注意事项

1. 建立阴囊镜检小切口时,应避免在肿块部位做切口,以免误入阴囊壁。

2. 阴囊镜检的目的是进一步确定肿块是来源于阴囊壁还是阴囊内容物,以及阴囊壁肿块是否突入鞘膜腔;全面观察阴囊内容物,确定病变的部位,明确与阴囊内容物之间的关系。

3. 完整切除肿块。部分阴囊肿块,如血管黏液瘤有易于复发的特点,完整的肿块切除是预防肿块复发的重要手段。

六、术后处理

1. 术后采用阴囊托将阴囊托起。

2. 抗生素预防感染。

3. 术后根据伤口情况拔除引流条,一般 24 小时内拔除;当伤口渗液较多或阴囊水肿明显者,可更换引流条,择期拔除。

七、并发症及其防治

1. 阴囊壁水肿、血肿　如误以为肿块可能是内容物部位时,有可能在此部位做切口,误入阴囊壁,形成水肿、血肿。

2. 阴囊水肿、血肿、感染　同一般阴囊镜手术并发症(具体参考本书第四章)。

3. 肿瘤复发　完整的切除肿块是预防肿瘤复发的重要手段。肿块切除完毕后,应采用阴囊镜仔细观察肿瘤切除的完整性。若肿瘤复发,需再次完整切除。

操作要点:置阴囊镜的目的是观察肿块与鞘膜腔及阴囊内容物的关系,因此阴囊镜小切口应按照常规步骤,在对准睾丸处阴囊皮肤作小切口,而不是对准阴囊壁肿块做切口。确定为阴囊壁内肿块时退镜,阴囊壁肿块处小切口切除肿块。在肿块切除后,仍应置阴囊镜观察阴囊壁肿块切除过程中是否伤及鞘膜壁和阴囊内容物。

笔者经验:此术式所描述的阴囊壁肿块是指处于阴囊壁内的肿块,术前不易鉴别肿块是位于阴囊壁内还是鞘膜腔内,而不是指阴囊壁外显而易见的肿块。当阴囊壁内肿块接近鞘膜内腔时,术前体查及 B 超有时也较难予以区别。其做阴囊镜辅助是进一步明确诊断,判断如果是阴囊内容物或鞘膜壁肿块可否在阴囊镜下予以切除或将肿块移位显露于小切口处切除。如果是阴囊内肿块还可在肿块切除后观察处理创面。若是阴囊壁内肿块,在切除肿块后,仍可进行观察了解阴囊壁肿块切除时是否损伤鞘膜壁及阴囊内容物。如鞘膜壁完整性受到损伤,则除阴囊壁肿块切除处放引流外,鞘膜腔也应放置引流。

参考文献

[1] Lord P H. A bloodless operation for spermatocoele or cyst of the epididymis [J]. British Journal of Surgery, 1970, 57(9): 641-644.

[2] Moloney G E. Comparison of results of treatment of hydrocele and epididymal cysts by surgery and injection [J]. BMJ, 1975, 3(5981): 478-479.

[3] Nash J R. Sclerotherapy for hydrocoele and epididymal cysts [J]. British Journal of Surgery, 1979, 66(4): 289-290.

［4］ Macfarlane J R. Sclerosant therapy for hydroceles and epididymal cysts［J］. British journal of urology,1983,55(1):81-82.

［5］ Gerris J,Camp C V,Neuten J V,et al. Scrotal endoscopy in male infertility［J］. The Lancet,1988,331(8594):1102.

［6］ 孙光.阴囊镜—检查阴囊内容物的新器械[J].国外医学.泌尿系统分册,1990(04):184-185.

［7］ 杨金瑞,黄循.阴囊内窥镜技术(附15例报告)［J］.中华泌尿外科杂志,1992,13(3):199.

［8］ 杨金瑞,黄循.阴囊内窥镜术在阴囊内疾患诊疗上的应用[J].湖南医科大学学报,1994(02):175-176.

［9］ 杨金瑞,黄循.阴囊内窥镜与B型超声诊断阴囊内疾病的对比观察[J].中华外科杂志,1996(03):46-48.

［10］ Frates M C,Benson C B,Disalvo D N,et al. Solid extratesticular masses evaluated with sonography:pathologic correlation［J］. Radiology,1997,204(1):43-46.

［11］ Dewbury K C. Scrotal ultrasonography:an update［J］. BJU international,2000,86(s1):143-152.

［12］ 杨建华.睾丸活检目前的临床地位.中国男科学杂志,2000,14(4):281.

［13］ Darzi A,Mackay S. Recent advances in minimal access surgery［J］. BMJ:British Medical Journal,2002,324(7328):31.

［14］ Mihmanli I,Kantarci F,Kulaksizoglu H,et al. Testicular size and vascular resistance before and after hydrocelectomy［J］. American Journal of Roentgenology,2004,183(5):1379-1385.

［15］ Dindo D,Demartines N,Clavien P A. Classification of surgical complications:a new proposal with evaluation in a cohort of 6336 patients and results of a survey［J］. Annals of surgery,2004,240(2):205.

［16］ Homayoon K,Suhre C D,Steinhardt G F. Epididymal cysts in children:natural history［J］. The Journal of urology,2004,171(3):1274-1276.

［17］ 宋宇,唐秀泉,付继承,等.经皮穿刺醋酸泼尼松龙注射治疗附睾囊肿[J].临床泌尿外科杂志,2004,1:028.

［18］ 杨为民,杜广辉.阴囊及其内容物疾病外科学[M].人民军医出版社,2005.

［19］ Mourad W A,Tulbah A,Merdad T,et al.Fine-needle aspiration of the testis in azoospermic men:the value of measuring serum follicle stimulating hormone and testicular size.Diagnostic Cytopathology,2005,32(4):185.

［20］ 王涛,刘继红,樊龙昌,等.阴囊肿块的诊治体会(附43例报道)［J］.临床泌尿外科杂志,2007(02):115-117.

［21］ 李永忠,蔡迪明,邱逦,等.阴囊壁病变的高频超声表现及其病理结果[J].中国医学影像技术,2007,23(8):1202-1204.

［22］ Lee J C,Bhatt S,Dogra V S. Imaging of the epididymis［J］. Ultrasound quarterly,2008,24(1):03-16.

［23］ 马立康,张大鹍,韩其智,等.超声引导经皮穿刺抽吸硬化治疗附睾囊肿的应用研究[J].中华超声影像学杂志,2008,17(5):455-456.

［24］ 尹向东,杨存让.阴囊肿块31例临床探讨[J].海南医学院学报,2008(04):404-405.

［25］ Mihmanl I,Kantarc F. Sonography of scrotal abnormalities in adults:un update［J］.

Diagnostic And Interventional Radiology,2009,15:64-73.

［26］Khaniya S,Agrawal C S,Koirala R,et al. Comparison of aspiration-sclerotherapy with hydrocelectomy in the management of hydrocele:a prospective randomized study［J］. International Journal of Surgery,2009,7(4):392-395.

［27］Cerilli LA,Kuang W,Rogers D.A practical approach to testicular biopsy interpretation for male infertility. Archives of pathology & laboratory medicine,2010,134(8):1197-1204.

［28］那彦群,郭振华 . 实用泌尿外科学［M］. 北京:人民卫生出版社,2011:569.

［29］Saber A. New minimally access hydrocelectomy［J］. Urology,2011,77(2):487-490.

［30］Dieckmann KP,Kulejewski M,Heinemann V,et al.Testicular biopsy for early cancer detection-objectives,technique and controversies.International journal of andrology,2011,34(4 Pt 2):e7-e13.

［31］Montgomery J S,Bloom D A. The diagnosis and management of scrotal masses［J］. Medical Clinics of North America,2011,95(1):235-244.

［32］Montgomery J S,Bloom D A. The diagnosis and management of scrotal masses［J］. Med Clin North Am,2011,95(1):235-244.

［33］陈炜,邓春华,戴宇平 . 男科手术学［M］. 人民卫生出版社 .2012.

［34］Dohle GR,Elzanaty S,van Casteren NJ. 2012. 睾丸活检:临床操作及其诠释 . 亚洲男性学杂志:英文版 .14(1):88-93.

［35］杨竣 . 显微切割睾丸活检在非梗阻性无精子症中的应用 . 中华男科学杂志,2012,18(6):552.

［36］Karaman A,Afşarlar Ç E,Arda N. Epididymal cyst:Not always a benign condition［J］. International Journal of Urology,2013,20(4):457-458.

［37］Erikci V,Hoşgör M,Aksoy N,et al. Management of epididymal cysts in childhood［J］. Journal of pediatric surgery,2013,48(10):2153-2156.

［38］叶华茂,刘智勇,许传亮,侯建国,孙颖浩 . 阴囊镜技术在睾丸扭转早期诊断中的应用［J］. 微创泌尿外科杂志,2013,02:117-118.

［39］那彦群,叶章群,孙颖浩 . 2014 版中国泌尿外科疾病诊断治疗指南［M］. 人民卫生出版社 . 2014.

［40］Wang Z,Wei YB,Yin Z,et al. Diagnosis and Management of Scrotal Superficial Angiomyxoma With the Aid of a Scrotoscope:Case Report and Literature Review［J］. Clin Genitourin Cancer,2014.

［41］Bin Y,Yong-Bao W,Zhuo Y,et al. Minimal hydrocelectomy with the aid of scrotoscope:a ten-year experience［J］. Int Braz J Urol,2014,40(3):384-389.

［42］Yang JR,Wei YB,Yan B,et al. Comparison between Open Epididymal Cystectomy and Minimal Resection of Epididymal Cysts Using a Scrotoscope:A Clinical Trial for the Evaluation of a New Surgical Technique［J］. Urology. 2015 Jun;85(6):1510-4.

第十章

阴囊镜阴囊及内容物病变手术

第一节　阴囊镜附睾囊肿去顶术

一、概述

附睾囊肿又名附睾囊腺瘤,为良性病变,占附睾肿块的20%,其组织来源主要有胚胎时期副中肾管退化过程中的残余组织并发囊肿,其内容物为澄清液体;输精管通道发生梗阻,输出小管扩大而形成囊肿,其内容物为精液,故又称精液囊肿。对于附睾囊肿的治疗,目前主要有3种方法:等待观察、放射治疗、手术切除、穿刺抽液硬化法。开放手术完全剥离治疗仍然是其主要方法,效果确切,但是创伤大,手术可引起一些并发症,如感染、阴囊血肿、阴囊水肿、睾丸损伤、精索损伤及睾丸萎缩等,使其应用受到限制。虽然穿刺抽液硬化法是微创治疗,但是无法取得组织标本进行病理诊断,且囊肿容易复发。

附睾囊肿去顶术,是一种在阴囊镜下行附睾囊肿去顶减压的手术操作,类似于腹腔镜下肾囊肿去顶减压术。阴囊镜下操作步骤精简如下:①建立小切口;②置镜观察阴囊内容物,明确囊肿部位、大小、形态,是否合并其他疾病,必要时镜下活检、取积液送检、电切等操作;③将囊肿去顶;④再次观察,囊壁切除范围是否充分、是否合并附睾、睾丸等损伤、有无出血及必要时电凝止血等。主要优点:①相对开放手术,切口小,仅1cm;②对睾丸附睾创伤小,整个手术不需要将睾丸附睾暴露于阴囊外即可完成观察阴囊内容物及切除囊肿;③相对硬化治疗等,可取组织活检、积液送检,还可进行电凝止血、电切等操作;④术后伤口恢复快,并发症少,囊肿复发少。

二、适应证和禁忌证

1. 适应证　原发性附睾囊肿伴有明显症状、经保守治疗效果不佳者；考虑继发性囊肿，合并原发疾病者。

2. 禁忌证　睾丸附睾急性炎症；阴囊皮肤炎症者；交通性鞘膜积液；不能摆放截石体位；有严重心肺等基础疾病不能耐受手术者。

三、术前准备

术前全身检查　包括三大常规、凝血功能、肝、肾功能、心电图、胸片等；术前详细的体格检查、B超等检查了解精索、附睾囊肿大小、位置、是否合并原发疾病、双侧附睾及睾丸情况，必要时结合其他辅助检查。

术前常规准备　阴囊手术区域备皮、并清洗会阴部，静脉预防性应用抗生素。

四、手术步骤

(一) 麻醉、体位、消毒

硬膜外麻醉或全身麻醉。取截石位。常规外阴消毒。

(二) 主要手术器械

阴囊镜手术器械包、膀胱镜活检包、等离子电切包、手术切口保护膜、4-0或者5-0可吸收缝线。

(三) 手术过程

1. 术前再次确诊　结合B超结果(图10-1-1)，消毒后，再次触诊确认囊肿的部位及大小等(图10-1-2)。

2. 建立小切口　与助手一起将患侧睾丸及附睾固定，在患侧阴囊前壁切开1cm大小切口(图10-1-3)。依次分离到达睾丸鞘膜腔，

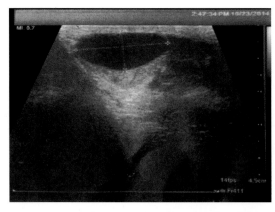

图 10-1-1　B超结果示右侧附睾头部可见一囊性暗区，约23×12mm，边界清，内透声可

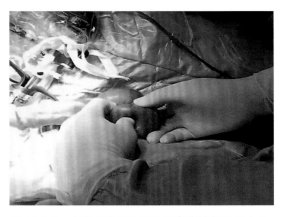

图 10-1-2　术前再次触诊明确附睾囊肿部位及大小

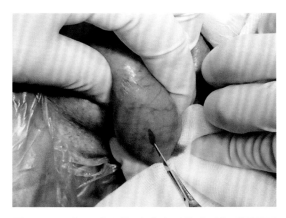

图 10-1-3　切口建立前,术者左手及助手左手需要固定住患侧睾丸,将睾丸中部前面挤向前紧贴阴囊壁

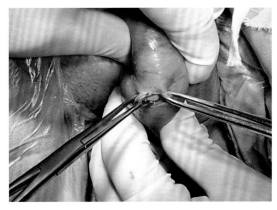

图 10-1-4　建立小切口并用两把 Allis 钳钳夹固定阴囊壁全层

见少量淡黄色透明液体溢出;用两把 Allis 钳钳夹阴囊壁全层(图10-1-4)。

3. 置镜　观察阴囊内容物并明确囊肿位置等情况(图 10-1-5),可见附睾囊肿位于附睾头部、形态呈透亮、暗蓝色,囊肿表面可见多条怒张的小血管等(图 10-1-6),附睾体部与囊肿分界部分,分界明显(图10-1-6),观察时需要注意排除是否合并其他疾病。

4. 囊肿去顶　在囊壁最薄弱处直视下等离子电切(图 10-1-8),尽可能切除囊肿壁大部分组织(等离子电切功率一般为 280W),并将囊壁创缘彻底电凝一周,以减少术后复发(电凝功率一般为 80W)(图10-1-9)。

5. 组织送检　将囊壁组织在电切环帮助下取出送病检。

6. 再次置镜观察　将创缘彻底电凝止血,注意是否发生附睾睾丸扭转及损伤。

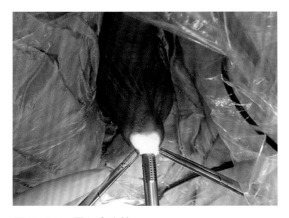

图 10-1-5　置入内窥镜

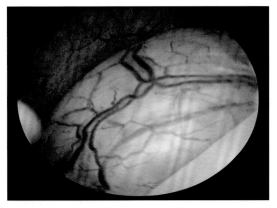

图 10-1-6　示附睾囊肿位于附睾头部、形态呈透亮、暗蓝色,囊肿表面有多条怒张的小血管

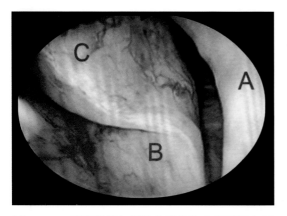

图 10-1-7　附睾体部与囊肿分界部分，可见囊肿与正常附睾组织分界明显，图中 A 为睾丸，B 为附睾体部，C 为囊肿

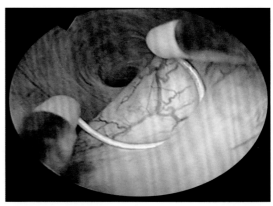

图 10-1-8　拟行囊肿去顶术，一般在在囊肿顶部开始电切；远处可见未闭的鞘状突末端

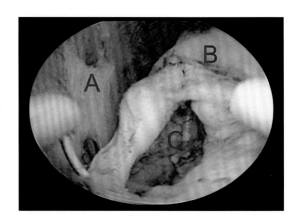

图 10-1-9　切除囊肿壁大部分组织，并将囊壁创缘彻底电凝一周，有时为避免囊肿术后复发，可适当扩大切除范围，如切除囊肿周围少许附睾组织，图中 A 为鞘膜壁层，B 为附睾头，C 为囊腔

　　7. 手术优点　该术式与传统开放手术相比较，切口明显减小（图 10-1-10）；常规放置橡皮引流膜，缝合切口（图 10-1-11）；导尿、制作阴囊托；手术操作时间约 15-18 分钟，时间短，出血少，仅浸湿不到一块纱布（图 10-1-12）。

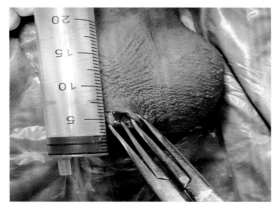

图 10-1-10　与传统开放手术相比较，该术式切口明显减小，切口仅约 1cm 大小

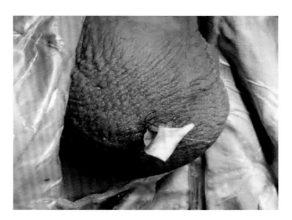

图 10-1-11　缝合切口并固定橡皮引流膜

视频 13 阴囊镜附睾囊肿
去顶术

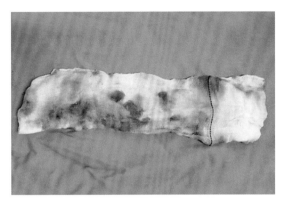

图 10-1-12 比传统开放手术出血明显少，出血量一
般浸湿少于一块纱布

五、注意事项

1. 术前再次触诊明确附睾部位，并设计切口位置，囊肿切口位置可适当在阴囊前壁偏上方。

2. 术前阴囊镜应仔细、全面观察阴囊内容物，注意是否存在其他合并疾病。如囊肿去顶后，创口敞开较小，为防止术后囊肿复发，可适当电切除创缘口周围少许附睾组织，扩大创缘口。

3. 为防止囊肿复发，附睾囊肿囊应电切除尽量多的囊壁组织或者少许附睾组织，并对壁创缘彻底电凝一周。

4. 注意创缘使用电凝彻底止血。

5. 注意不要损伤附睾、睾丸及精索，防止发生附睾、睾丸扭转；附睾囊肿切除中尽量不损伤睾丸壁层鞘膜。

6. 附睾囊肿切除操作术中始终保持组织钳钳夹住阴囊壁全层，避免阴囊壁组织滑入阴囊内，导致操作困难。

7. 附睾囊肿切除后，要仔细再次观察。

六、术后处理

1. 术后常规留置导尿，患者清醒后拔除。

2. 常规采用阴囊托，将阴囊托起。

3. 预防性抗生素抗感染治疗。

4. 术后根据伤口情况拔除引流条，一般 24 小时内拔除。

5. 追查术后病理结果，必要时做相应辅助治疗。

6. 术后 1 个月复诊，评估手术效果及并发症；以后可以视情况再决定是否复查。

七、并发症及其防治

1. 附睾囊肿复发 为防止术后囊肿复发，电切时应切除尽量多的囊壁组织,甚至少许附睾组织,并对壁创缘彻底电凝一周。根据我们的经验总结,目前尚未出现囊肿复发案例,如若发生,可选择等待观察、放射治疗、开放手术切除、穿刺抽液硬化法,或者试行本手术方法处理。

2. 阴囊水肿、血肿、感染、继发性鞘膜积液　该类手术一般情况下,不会伤及睾丸鞘膜壁层,很少发生阴囊壁水肿及切口感染;电切及电凝彻底止血后,也很少阴囊血肿等。如若发生,处理方法同一般阴囊镜手术并发症(具体参考本书第六章)。

3. 睾丸损伤　本操作尚未见此并发症发生,但是术中一定要操作仔细,避免误伤。具体操作中,在电刀切除附睾头及附睾体囊肿,或者电凝止血时,注意电刀切下囊肿壁或电凝止血接近睾丸时,应及时停止脚踏电切开关,避免电刀"收尾"时误伤睾丸。

4. 合并其他疾病　附睾囊肿合并其他疾病很少,但是也不能忽视。

操作要点:置镜后观察附睾囊肿部位、大小、颜色及是否多发。囊肿去顶后应仔细观察是否还有囊肿病变存在,有时囊肿是多个。在囊肿去顶切除部分囊壁时,电切切除技术应一气呵成,看清电切部位再电切去顶,因为若没看清电切部位而使电切环充电触及囊肿时可致囊肿形成小破口,使囊肿内液外流,囊肿会塌瘪,增加电切难度。

笔者经验:阴囊镜下行附睾头部囊肿去顶术是最能体现阴囊镜微创手术的优势了。正如书中前言中所述,很难想象以往单纯附睾囊肿也要将睾丸内容物完全外翻至阴囊外行切除术。附睾囊肿只需做囊肿去顶即可。但为保证囊肿去顶后的效果,要观察囊肿去顶后,剩余囊肿回缩后囊肿创口的大小,如创口过小,为防止形成新的囊肿,可适当切除囊肿创口边缘少许附睾组织并观察无出血。

第二节　阴囊镜阴囊壁多房性囊肿切除术

一、概述

正常阴囊壁厚度约 3~5mm,其组织结构由外向内依次为:皮肤、肉膜(厚约 1~2mm)、精索外筋膜(提睾肌筋膜)、提睾肌、精索内筋膜、睾丸鞘膜等 6 层。阴囊壁病变在临床中并不少见,常见病因有:阴囊壁外伤、肿瘤及炎症等,其临床表现常为阴囊壁增厚、红肿、溃疡及肿块等,可伴有睾丸或附睾病变。阴囊囊肿性病变常见发生于精索、附睾及睾丸鞘膜腔等部位,但是发生于阴囊壁的多房囊肿性病变较为少见。不同于精索囊肿及睾丸鞘膜积液等发生原因,阴囊壁的多房囊肿发生确切原因未知。影像医学的发展能为阴囊壁病变临床诊断提供有价值的资料,高频超声能测量阴囊壁的厚度,了解阴囊壁回声的变化,从而有利于发现和识别阴囊壁病变。但是相对于阴囊镜直视下诊断,高频超声仍有不足之处,在该类阴囊壁多房性囊肿病变,由于有时囊肿位置隐蔽,如位于睾丸和附睾背侧等,超声不易与附睾囊肿、睾丸囊肿等相鉴别。另外,阴囊壁多房性囊肿由于囊肿之间分隔囊壁组织极薄,超声也不宜进行分辨。

　　常见的阴囊及内容物的囊肿治疗,如精索囊肿,目前主要有:等待观察、放射治疗、手术切除、穿刺抽液硬化法,其中开放手术完全剥离治疗仍然是其主要方法,效果确切,但是可能出现一些并发症,手术引起的并发症,使其在应用受到两难之地。随着治疗微创化的趋势,穿刺抽液硬化法等微创治疗精索囊肿日益被人们所接受和重视。目前常用的穿刺抽液硬化法,对症治疗疗效确切,但是不能取得组织标本无法进行病理诊断,不利于囊肿的病因治疗,可能贻误原发疾病的诊断和治疗,易出现漏诊误诊案例。对于阴囊壁多房性囊肿的治疗方法各大泌尿外科专业书籍、文献报道非常少,甚至未见报道。我们初次遇到该类患者,考虑对于阴囊壁多房性囊肿的治疗方法,或许可能参考精索囊肿或者睾丸鞘膜积液等治疗,比如开放手术或者穿刺抽液硬化等,但是由于这些治疗方法带来的并发症等不利因素,估计推广应用有限。我们根据团队已有经验,总结精索囊肿、睾丸鞘膜积液及附睾病变等阴囊镜下治疗方法,首次提出微创方法治疗阴囊壁多房性囊肿,即阴囊镜阴囊壁多房性囊肿切除术。总结案例发现该技术治疗阴囊壁多房性囊肿在对症治疗上,兼具开放手术和穿刺抽液硬化法的优点。另外,由于在镜下进行操作,容易直视下发现继发性病变,并可以取得组织标本,必要时进行病理诊断。阴囊镜阴囊壁多房性囊肿切除术,具体操作方法不同于阴囊镜辅助下结合小切口精索囊肿切除、附睾囊肿去顶等治疗,前者同时进行阴囊镜下镜检及囊肿切除手术治疗,后者主要是进行镜检,鉴别是否合并继发病变,然后进行开放小切口将囊肿剥离或者囊肿去顶。阴囊镜阴囊壁多房性囊肿切除术操作步骤精简如下:①建立小切口;②置镜观察阴囊内容物,结合阴囊外手辅助技术,例如摆动法及托举法,透过睾丸鞘膜壁层,初步判断囊肿部位、数目、大小、形态,是否合并其他疾病,必要时镜下活检、取积液送检、电切等操作;④行阴囊镜下将囊肿部位睾丸鞘膜壁层切开,再将囊肿切除。对于镜下不易发现、位置隐蔽的囊肿等会增大手术难度,此时可结合镜下操作及阴囊外手辅助技术,一方面确定囊肿是否完整切除,另一方面有助于发现位置隐蔽的囊肿,并且可将囊肿托举至睾丸鞘膜腔内,置于阴囊镜手术视野内,再将囊肿切除。

二、适应证和禁忌证

1. 适应证　原发性阴囊壁多房性囊肿伴有明显症状、经保守治疗效果不佳者；考虑继发性阴囊壁多房性囊肿，合并原发疾病者；在治愈原发疾病后，囊肿仍然存在者。

2. 禁忌证　睾丸附睾急性炎症；阴囊皮肤炎症者；交通性鞘膜积液；不能摆放截石体位；有严重心肺等基础疾病不能耐受手术者。

三、术前准备

1. 术前全身检查　包括三大常规、凝血功能、肝、肾功能、心电图、胸片等。

2. 术前详细的体格检查、B 超等检查　了解阴囊壁多房性囊肿大小、数目、位置、是否合并原发疾病、双侧附睾、睾丸及精索情况，必要时结合其他辅助检查；需要特别注意的是，由于该类患者阴囊壁囊肿多呈多房囊性，分隔很细小，B 超有时难以发现确切囊肿数目，需要边阴囊镜下边切除，边结合阴囊外手辅助技术明确囊肿是否切除完毕及切除剩余囊肿。

3. 术前常规准备　外阴部备皮，并清洗会阴部，静脉预防性应用抗生素。

四、手术步骤

（一）麻醉、体位、消毒

硬膜外麻醉或全身麻醉。取截石位。常规外阴消毒。

（二）主要手术器械

阴囊镜手术器械包、膀胱镜活检包、等离子电切包、手术切口保护膜、4-0 或者 5-0 可吸收缝线。

（三）手术过程

1. 术前再次触诊　结合 B 超结果，再次触诊，即阴囊外手辅助触摸技术（图 10-2-1），明确囊肿位置、大小、数目等特征。

2. 建立小切口　在患侧阴囊前壁切开 1cm 大小切口，切口位置依据术中囊肿位置而适当调整（图 10-2-2）。分离达睾丸鞘膜腔，其中少量淡黄色透明液体溢出为进入鞘膜腔的特征性标志，用两把 Allis 钳钳夹阴囊壁全层。

3. 置镜观察　置镜操作（图 10-2-3），进境后观察鞘膜壁、附睾、睾丸形态，明确精索囊肿、位置、大小、范围等。阴囊壁多房性囊肿，透过睾丸鞘膜壁层，镜下见囊肿为多房囊性结构。该病例囊肿位于附睾与睾丸后方，为方便描述，依据对应的附睾头、体及尾部位，人为将其分为中段、头段和尾段（图 10-2-4~ 图 10-2-6）。可见囊肿位于睾丸鞘膜壁层外面的阴囊壁内，呈现透亮暗蓝色，边界清楚，表面覆盖多条清晰

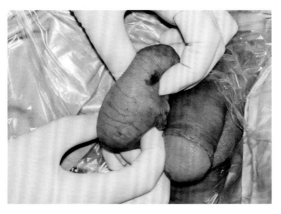

图 10-2-1　术前触诊了解囊肿情况,右侧阴囊上黑色区域为拟行的手术切口位置

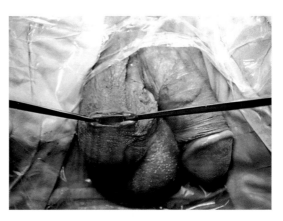

图 10-2-2　建立小切口

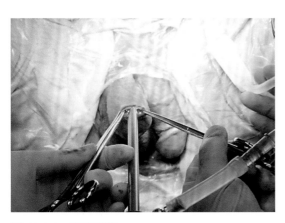

图 10-2-3　置镜观察

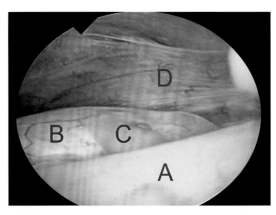

图 10-2-4　阴囊壁多房性囊肿(中段部分),图中 A 为睾丸,B 为附睾头部,C 为附睾附件,D 为阴囊壁囊肿

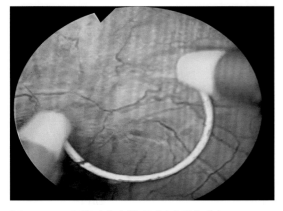

图 10-2-5　阴囊壁多房性囊肿(头段部分)

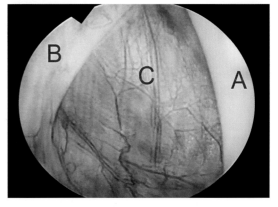

图 10-2-6　阴囊壁多房性囊肿(尾段部分),图中 A 为睾丸,B 为附睾尾部,C 为阴囊壁囊肿

可见的曲张小血管。阴囊壁多房性囊肿呈现多房性这个特点,是 B 超难以发现的,并且与附睾囊肿等难以鉴别,容易出现误诊,而在阴囊镜直视情况下则极易鉴别。

4. 囊肿切除　为便于操作及防治误伤精索血管等,首先从中段囊肿开始切除(图 10-2-7)。囊肿切除的具体操作,是在囊壁薄弱处电切开睾丸鞘膜壁层,再切除部分囊壁后,将电切环放入囊肿腔内,保持阴囊镜不动,再缓慢向后拖行电切环,依次切除囊肿壁(图 10-2-8)。切除部分囊壁后可见囊肿腔内部结构(图 10-2-9),呈清晰的囊肿后壁层,排除合并其他疾病,如果发现异常病变,必要时镜下活检、取积液送检等操作。在囊肿切除操作过程中,注意结合阴囊外手辅助技术,如结合触摸、摆动和托举技术,尤其是囊肿尾段位置较深,被附睾覆盖,不易暴露,明显增加手术难度,很可能造成囊肿遗留(图 10-2-10)。必要时退镜以明确囊肿是否有残留,当发现残留囊肿时,强调试行术者左手托举技术并固定住囊肿,再次进境,否则容易遗漏。右手单手持镜(图 10-2-11),左手将囊肿托举、固定,充分暴露于手术视野内(图 10-2-12,图 10-2-13),再进行囊肿切除,囊肿切除后可及囊腔(图 10-2-14)。最后处理囊肿头段(图 10-2-15,图 10-2-16),将其切除。术中注意切勿损伤精索等重要结构,甚至切穿阴囊皮肤,另外由于阴囊壁多房性囊肿囊壁极薄,不似附睾囊肿壁厚,术后容易出现创缘回缩,容易出现囊肿复发,因此我们为达到解除囊肿,同时避免损伤精索,强调囊肿切除时"点到为止",建议不要过于扩大手术切除范围及深度,要边切边观察,一定要在直视下,明确电切位置和深度后,再进行切除,否则极易损伤精索、切穿阴囊皮肤等并发症。如其他囊肿一样,残余囊壁组织创缘需彻底电凝止血。

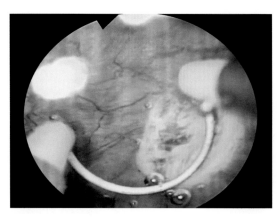

图 10-2-7　切除部分阴囊壁囊肿壁

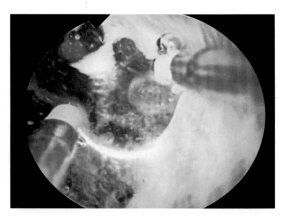

图 10-2-8　囊肿切除方法 - 电切环伸入囊肿腔内,再向外缓慢拖行电切环

图 10-2-9　切除部分阴囊壁囊肿壁后显露囊腔内部

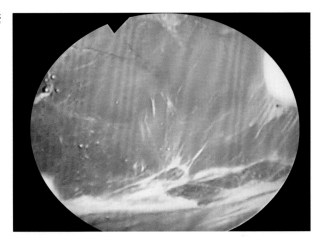

图 10-2-10　退镜后术者双手触摸了解囊肿切除后情况,明确囊肿是否全部切除

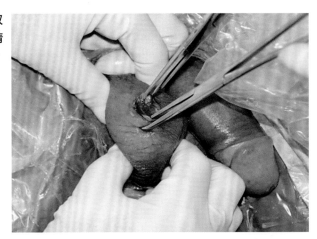

图 10-2-11　触诊发现残余囊肿未切除,再次置镜,并术者采用托举法在阴囊外将囊肿顶起并固定,使囊肿暴露于置入手术视野中

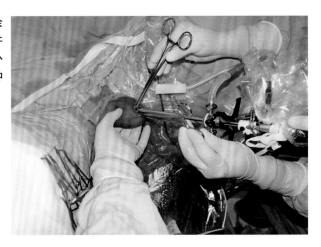

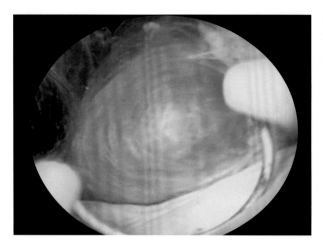

图 10-2-12　托举法将阴囊壁尾段囊肿置入手术视野，以方便行囊肿切除

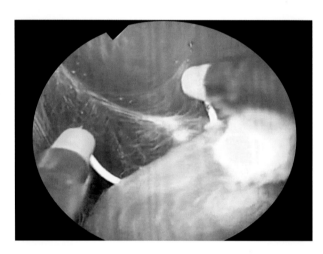

图 10-2-13　左手托举固定阴囊壁及囊肿，单手持镜将该囊肿切除

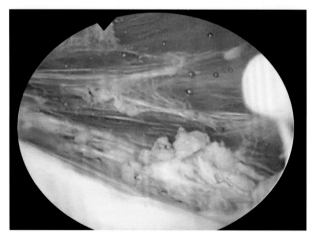

图 10-2-14　该囊肿切除后表现，囊肿已被切除干净

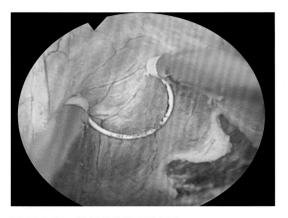

图 10-2-15　最后将头段囊肿切除

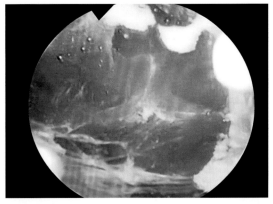

图 10-2-16　头段囊肿切除部分囊壁后,显露囊腔结构

　　5. 再次直视下观察　注意鞘膜切除范围,是否出血、是否发生精索损伤、出血,附睾睾丸扭转及损伤,是否囊肿残留等。

　　6. 术后处理　常规放置橡皮引流膜,缝合切口(图 10-2-17);常规导尿、制作阴囊托。

视频 14　阴囊镜阴囊壁多房性囊肿切除术

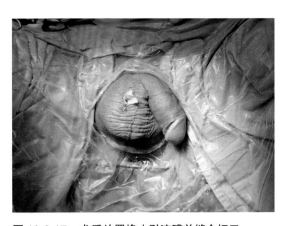

图 10-2-17　术后放置橡皮引流膜并缝合切口

五、注意事项

　　1. 术前再次触诊,即阴囊外手辅助触摸技术,明确阴囊壁囊肿部位,根据囊肿特点,设计好切口位置,一般阴囊壁多房性囊肿切口位置可适当设计在阴囊前壁偏上方。

　　2. 术前阴囊镜应仔细、全面观察,注意是否存在其他合并疾病,必要时根据情况处理。

　　3. 为防止囊肿复发及囊肿残留,应尽量完整切除囊肿壁,尤其阴囊壁囊肿易呈现多房囊性特点,必要时结合阴囊外手辅助技术,如触摸、托举及固定等,或者术中 B 超来进一步指导手术。

4. 囊肿切除过程中注意创缘使用电凝彻底止血,如囊肿边缘小血管活动性出血(图 10-2-18),予以电凝止血,止血效果充分(图 10-2-19)。

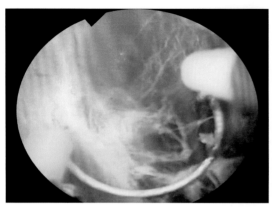

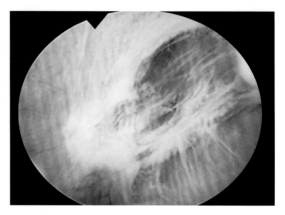

图 10-2-18　囊肿边缘小血管活动性出血,予以电凝止血

图 10-2-19　电凝止血效果充分

5. 注意不要损伤附睾、睾丸及精索,防止发生附睾、睾丸扭转,尤其是注意不要误伤精索及切穿阴囊皮肤。

六、术后处理

1. 术后常规留置导尿,患者清醒后拔除。
2. 常规采用阴囊托,将阴囊托起。
3. 预防性抗生素抗感染治疗。
4. 术后根据伤口情况拔除引流条,一般 24 小时内拔除。
5. 追查术后病理结果,必要时做相应辅助治疗。
6. 术后一月复诊一次,评估手术效果及并发症;以后可以视情况再决定是否复查。

七、并发症及其防治

1. 损伤精索　由于展现病例阴囊壁囊肿位于附睾及睾丸背后方,与精索距离极近,同时如果囊肿再呈现出多房囊性特点,则局部解剖关系很复杂,在行囊肿切除时极易损伤精索。在我们的经验中,发现阴囊壁囊肿壁不同于附睾囊肿等,前者囊壁极薄,囊壁即使小范围切除后,也不容易发现囊壁创缘回缩,造成囊肿复发。因此,我们建议为了同时达到切除阴囊壁囊肿,并不损伤精索血管,强调在手术中"点到为止",即将囊肿切除后,不要过多扩大切除范围及切除深度,这是有别于其他囊肿治疗方法的特点。

2. 切穿阴囊皮肤　由于阴囊壁多房性囊肿位于阴囊壁组织内,在行睾丸鞘膜腔途径行囊肿切除时,需要首先切开囊肿部位的睾丸鞘膜壁层,再进行囊肿切除,并且囊肿呈现多房性特点,在囊肿切除时,需要注意避免损伤精索的同时,要注意切除深度,盲目过深操作容易造成阴囊皮肤切穿。为避免该类并发症的发生,强调一定要直视下,明确切除范围和深度情况下,保持视野清晰,边切边观察。如确实发生阴囊皮肤切穿,也不需要过分担忧,将切穿部位阴囊皮肤的切缘用冷刀切除,再进行缝合即可。

3. 阴囊水肿、血肿、感染、继发性鞘膜积液　同一般阴囊镜手术并发症(具体参考本书第六章)。

4. 睾丸萎缩　本操作尚未见此并发症发生,但是术中一定要操作仔细,避免误伤精索等。

5. 阴囊壁囊肿合并其他疾病很少,但是也不能忽视。

操作要点:进镜后先仔细观察囊肿部位、大小、是否多发,如在鞘膜壁层远离睾丸及附睾,则电切除一般难度不大。但如囊肿多发且位于睾丸及附睾附着于阴囊壁处的后方壁内,则电切除有一定难度。一般从最容易观察到的囊肿部位开始,如睾丸上方的阴囊壁囊肿。阴囊壁多房性囊肿的一部分可通过附睾窦即附睾体与睾丸间的间隙观察到,可从该间隙进镜行电切。在视野中的囊肿已切除后,可利用阴囊外辅助手触摸结合镜下所见了解囊肿是否切除完全。发现仍有残余囊肿时,可应用阴囊外手辅助技术的摆动、托举等技术将残余囊肿显露于视野中行电切除术。与精索紧贴的囊肿电切时电切环勿过深及过度用力,注意勿损伤精索。

笔者经验:阴囊壁多房性囊肿不同于附睾囊肿,附睾囊肿无论是在头部还是体部镜下都清晰可见。所谓多房性囊肿各囊肿互不相通,因此要注意勿遗漏未行电切的囊肿。如果附睾体部囊肿向与阴囊壁附着处方向生长,则不易与阴囊壁囊肿鉴别,但不影响通过阴囊外手辅助托举技术使囊肿在阴囊镜下显露而行去顶切除。

第三节　阴囊镜附睾肿块(附睾头)切除术

一、概述

附睾位于睾丸的后上外方,外形长而细,呈新月形。长约 4-6cm,直径约 0.3-0.5cm。附睾可分为三部分:上端膨大钝圆部位为附睾头部,由睾丸输出小管盘旋而成,头部与睾丸关系紧密。中间扁圆的大部分为附睾体部,体部以疏松结缔组织与睾丸附着。下端细圆的部分为附睾尾部,附睾尾部向上弯曲移行为输精管。附睾常见如下病变:

1. 非特异性附睾炎症 多表现为附睾头部肿块,均匀性增大,压痛明显,一般不形成硬结。输精管也大多正常,抗生素治疗有效。急性附睾炎多继发于下尿路感染,炎症由尾部开始,蔓延至附睾体部和头部,继续发展则形成附睾脓肿。慢性附睾炎多为急性附睾炎未能彻底治疗所致,也可无急性附睾炎病史。若发生在双侧慢性附睾炎可导致男性不育,主要表现为阴囊内肿物,头部、尾部均可出现。患者出现阴囊不适,肿胀,疼痛,发热等症状,性生活过后加重。附睾局限性的增大,较硬,呈结节状改变,与睾丸分界清楚。精索和输精管可增粗。若患者经对症治疗包括热敷,理疗,抗生素使用等治疗后仍出现疼痛剧烈,持久,反复发生或形成脓肿者可考虑手术切除附睾。

2. 附睾结核 主要来源于身体其他部位的病灶血行感染,少数继发于泌尿系结核如前列腺结核逆行感染。附睾结核的主要病理改变是肉芽肿,干酪样变和纤维化。附睾结核一般从附睾尾部开始,病变依次向体部,头部扩展。大多数为单侧,起病缓慢。表现附睾肿大,变硬,逐步出现体部,头部的进行性扩展。肿块一般为无痛性肿块,病变进一步发展可累及睾丸,输精管,输精管增粗,呈串珠样改变。附睾结核患者抗结核治疗无效或形成窦道、脓肿者;肿块无变化或进行性增大且无法排除肿瘤者可考虑行附睾切除术。

3. 淋病性睾丸附睾炎 可出现睾丸、附睾同时肿大。附睾变宽,触痛明显,局部红肿。

4. 附睾肿瘤 相对于其他泌尿系肿瘤发病率低,临床比较少见。常为单侧发病,双侧少见,表现为阴囊内无痛性肿块,也有患者表现为附睾肿痛。肿块直径多大于3cm,部分包块呈进行性生长,疼痛、伴同侧精索增粗,与周围组织关系不清。绝大多数属于原发性疾病,其中80%为良性肿瘤。附睾肿瘤以腺瘤样瘤,平滑肌瘤最常见,其次是错构瘤,血管瘤,脂肪瘤。20%为恶性肿瘤,常为肉瘤,包括平滑肌肉瘤,横纹肌肉瘤,纤维肉瘤,其次是腺癌,胚胎癌。继发性附睾肿瘤可为精索,睾丸及鞘膜肿瘤的直接浸润,前列腺癌的逆行转移,或全身恶性肿瘤的扩散。

二、适应证及禁忌证

(一) 适应证

1. 附睾头部结核。
2. 慢性局限性附睾炎,症状严重,保守治疗无效。
3. 附睾肿瘤,炎性硬结。

(二) 禁忌证

1. 阴囊皮肤炎症。
2. 交通性睾丸鞘膜积液。
3. 全身出血性疾病。
4. 全身体质差。

5. 腹股沟斜疝。

三、术前准备

1. **体查**　炎性硬结表现为附睾肿大形成坚硬的肿块,多数患者疼痛不明显,少数患者急性起病,肿痛明显。肿块压痛不明显,直径多在 2~3cm,患侧精索可增粗变硬。患侧阴囊皮肤红肿。急性附睾炎症患者附睾明显肿大,有明显触痛,阴囊皮肤红肿,同侧精索增粗且触痛明显,炎症蔓延至睾丸形成粘连,两者界限不清。附睾结核肿块大而硬,疼痛不明显,压痛不明显,病变发展肿块与阴囊粘连,干酪样化后形成脓肿,脓肿破溃后形成窦道,输精管呈串珠样改变。附睾肿瘤多为单侧表现为阴囊内无痛性肿块,质地坚韧,表面光滑,无或有轻微压痛,直径 2cm 以下。

2. **辅助检查**　包括血、尿常规,肝、肾功能,凝血功能,血糖,心电图和 X 线胸片,阴囊彩超。

3. **术前常规准备**　包括清洁灌肠,手术当日术前半小时手术室内静脉预防性使用抗生素。

4. **附睾结核患者**　术前抗结核治疗至少 1 个月。慢性附睾炎患者,术前 1 周口服抗生素。

四、手术步骤

(一)麻醉和体位、消毒

硬膜外麻醉或全身麻醉,截石位。手术区域常规消毒铺巾。

(二)主要手术器械

阴囊镜手术器械包、膀胱镜活检包、等离子电切包、手术切口保护膜、4-0 或者 5-0 可吸收缝线。

(三)手术过程

1. **建立切口**　术者及助手左手持握阴囊,将其睾丸前壁挤至阴囊前壁使其表面阴囊皮肤充分展开绷紧,在阴囊前壁偏下位置做长约 5~8mm 纵向切口,依次切开各层进入鞘膜腔(图 10-3-1)。钝性逐层分离及组织剪剪开筋膜鞘膜,可显露睾丸白膜。用两把组织钳于切口两侧分别夹住阴囊壁全层,由助手提起(图 10-3-2)。

2. **置镜**　辅助手握住患侧阴囊,另一手置入阴囊内镜,采用单手持镜法用 30°窥镜检查,灌注液持续灌入,可见灌注液从阴囊切口处持续流出,助手提拉起阴囊皮肤,保持阴囊呈充盈状态(图 10-3-3)。

3. **观察**　镜下阴囊内壁、睾丸、附睾及精索等组织结构　进镜后由附睾尾部向体部、头部观察,然后分别沿睾丸两侧及前面反复仔细观察阴囊内壁及睾丸,附睾等结构形态。阴囊内镜下可清晰地辨别阴囊内附睾表面血管增粗紊乱,体积增大,结节样改变等(图 10-3-4~ 图 10-3-6)。同时可以由阴囊外辅助触摸、摆动阴囊辅助确认肿块位置。

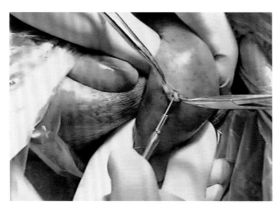

图 10-3-1 持握固定阴囊,逐层切开皮肤筋膜鞘膜后,建立切口

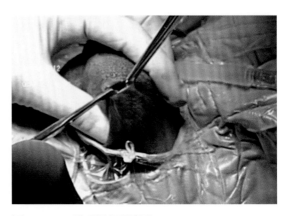

图 10-3-2 助手提起阴囊壁

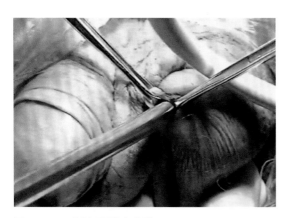

图 10-3-3 置入阴囊内窥镜

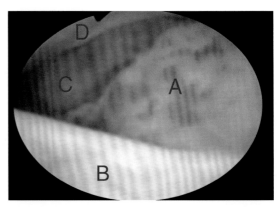

图 10-3-4 阴囊镜下观察阴囊内壁,睾丸,附睾肿块乱。(A 附睾头部,B 睾丸,C 附睾体部,D 阴囊壁)

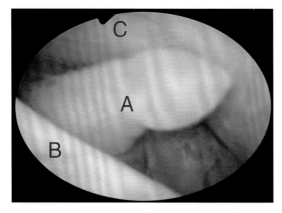

图 10-3-5 附睾头部肿块肿大变形,血管增粗紊(A 附睾头部肿块,B 睾丸,C 阴囊壁)

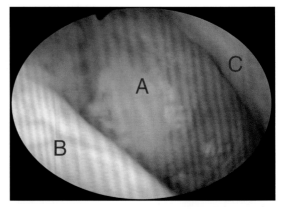

图 10-3-6 A 附睾头部肿块,B 睾丸,C 阴囊壁

　　4. 镜下电刀切除肿块　完整观察阴囊内结构及明确肿瘤大小和位置后,安装电切环进镜(图 10-3-7)。术中应注意辨认组织特点和切除深度,切除肿块时避免损伤阴囊内壁,睾丸,精索等邻近组织或器官。将电切环伸入肿块后侧后轻微拖拉电切环逐步切除肿块(图 10-3-8)。利用电切环推开肿块表面絮状组织或已切除下来的组织碎块,保持视野清楚(图 10-3-9)。出现小出血点及时电凝止血(图 10-3-10)。在靠近阴囊壁睾丸等部位时小幅度拖动电切环以免损伤其他部位(图10-3-11),因出血导致视野模糊时及时调节冲洗液流速,保持视野清晰及阴囊保持充盈状态(图 10-3-12)。切除肿块后再次完整观察阴囊内结构,确认肿块切除完整,无明显出血,阴囊内其他结构无明显损伤(图 10-3-13)。

　　5. 术中保持视野清晰可见　如视野不清晰,可调节冲洗液流速或退镜。对于创面出血可对出血点进行点对点的电凝止血,对于隐蔽部位或陷窝内的出血点可以由辅助手从阴囊外壁辅助按压阻挡视线

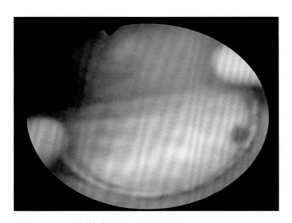

图 10-3-7　安装电切环,再次进镜

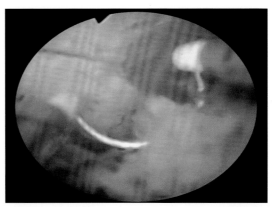

图 10-3-8　电切环伸入肿块后侧拖动电切环由肿块突出部位开始切除

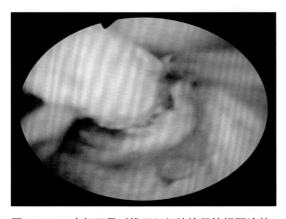

图 10-3-9　电切环及时推开组织碎块保持视野清楚

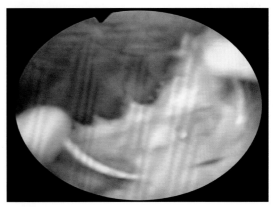

图 10-3-10　出现小出血点及时电凝止血

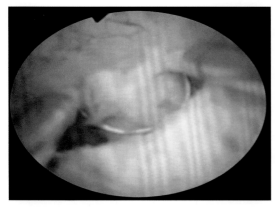

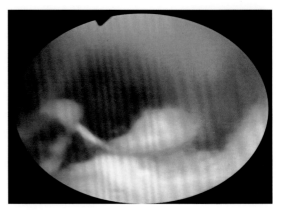

图 10-3-11　注意切除动作的幅度大小,以免损伤周围组织

图 10-3-12　视野模糊时调节冲洗液流速保持视野清晰及阴囊保持充盈状态

视频 15　阴囊镜附睾肿块(附睾头)切除术

的隆起部分,或将隆起部位切除后暴露出血点再止血。出血量较大时可改变电切镜位置,稍退镜,增加冲洗液流速,待视野清晰后再止血。

6. 冲洗出组织碎块　术毕排空鞘膜腔内灌注液,用聚维酮碘溶液冲洗器冲洗阴囊鞘膜腔内组织碎块并送检(图 10-3-14)。放橡皮片引流,切口不予缝合或缝合 1~2 针。术后托起阴囊,24 小时后拔除橡皮片。

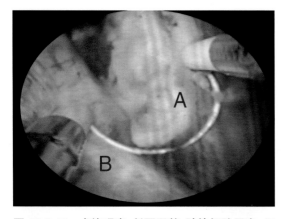

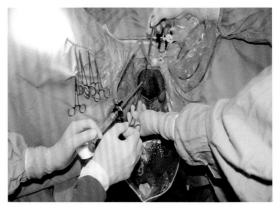

图 10-3-13　术毕观察,创面平整,肿块切除干净,无明显出血,阴囊内其他结构无损伤。(A 附睾头部肿块切除后体部残端,B 睾丸)

图 10-3-14　冲洗出组织碎块

五、注意事项

1. 保持视野清晰　保持灌注液持续的流速和恒定压力,保持视野清晰,降低手术并发症,缩短手术时间。出血导致视野模糊时调整冲水速度,旋转或后撤内镜并及时电凝止血。

2. 助手配合　助手提起固定的组织钳全力配合。

3. 辅助手的作用 辅助手固定阴囊,保持阴囊内结构位置稳定,同时触摸肿块确定肿块位置及大小,并摆动睾丸等组织以暴露肿块。

4. 观察重点 肿块大小及位置,与阴囊壁,睾丸,精索等的关系。

六、术后处理

1. 术后采用阴囊托托起阴囊。

2. 预防性使用抗生素。

3. 术后伤口换药。

4. 术后根据伤口情况拔出引流条,一般24~48小时内拔出,当伤口引流较多或阴囊阴囊水肿明显者,可更换引流条,择期拔出。

5. 术后根据病理学结果采取其他相应的辅助治疗。

6. 术后定期复查。

七、术后并发症及其防治

1. 阴囊水肿 手术中电切附睾头肿块远离睾丸及鞘膜壁处时可大块切除,邻近睾丸及鞘膜壁时应小块切除,避免损伤睾丸及鞘膜壁。鞘膜壁的损伤可能导致阴囊壁水肿,术后应放置阴囊引流。术后患者卧床休息,抬高阴囊,局部冷敷或理疗。

2. 出血 术中保持视野清晰,随时电凝止血。术中分刀切除动作勿过猛过深,术毕仔细观察伤口有无明显渗血。

3. 感染 术中止血彻底,术毕冲洗组织残块,常规预防性使用抗生素,如发生脓肿,则需切开引流。结核患者术后抗结核治疗至少6个月。

4. 睾丸损伤 术中操作需保持稳定,轻柔。仔细切除肿块但不伤及阴囊内其他组织,辅助手可将睾丸等组织推向术野一侧充分暴露附睾头部。保持术中视野清晰,不能盲目切除。如损伤睾丸,可有辅助手推挤破损部位至手术切口,适当延长切口,在直视下缝合。

5. 肿块残存 进入阴囊后需全面观察肿块大小,及其与周围组织关系。切除时需分刀切除,切除部分肿块后,再次全面观察阴囊内结构,暴露剩余的肿块组织,同时辅助手可由阴囊外部触摸明确残余肿块位置。最后切除完毕后仍需反复由镜下及辅助手触摸双重确认保证肿块完整切除。若肿块残留,复发需行二次手术治疗。

6. 睾丸萎缩 术中操作需仔细辨认阴囊内结构,避免伤及精索内动脉,导致术后血供受影响睾丸萎缩。一旦发生此情况,可予以观察,若确认睾丸萎缩,必要时行手术切除。

7. 继发性睾丸鞘膜积液 术中保证止血彻底,术后引流条引流通畅,包扎完全。使用阴囊托托起阴囊。若术后明确睾丸鞘膜积液存在则需行穿刺抽液及再次引流等处理。

操作要点：阴囊镜直视下附睾头肿块电切视野显露较好。肿块如突出于附睾头表面，依次从肿块表面层层切除至附睾层次。如附睾头肿块界限不清，或整个附睾头呈肿块改变，则电切层面至附睾头均切除止。注意边切除边止血，灌注液持续冲洗，保持视野清晰很重要。

笔者经验：附睾头肿块一般为附睾慢性炎性病变形成的硬结。阴囊外触诊可确定其大小范围，电切肿块后可再用手触摸附睾肿块是否已被切除，避免肿块残存。阴囊境下附睾头肿块电切是指在镜下可直视见到肿块且估计在镜下达到电切效果的术式。阴囊镜电切环不易切除的肿块如附睾头后面偏下的肿块，则可应用阴囊镜辅助附睾肿块切除术，即将肿块移于小切口处切除，再用阴囊镜检查切除效果及处理可能的出血点。

第四节　阴囊镜附睾切除术

一、概述

附睾疾病主要为感染性病变，可分为非特异性感染和特异性感染两种。非特异性感染有急性附睾炎和慢性附睾炎；特异性感染最常见者为附睾结核，还有淋病性附睾炎。感染 AIDS 的患者可能由于附睾的巨细胞病毒感染而需行附睾切除术。附睾结核是临床最常见的男生殖系统结核，与泌尿系统结核关系密切，致病菌为结核分枝杆菌。附睾结核主要由血行感染引起，可伴有泌尿系统结核，也可独立存在，少部分可从前列腺结核逆行感染而来。附睾结核一般发展缓慢，尤以附睾尾部发病多见，附睾逐渐肿大，无明显疼痛，肿大的附睾可与阴囊粘连形成脓肿，若脓肿继发感染，则可出现局部红、肿、热、痛，脓肿破溃流出黏液及干酪样坏死物后，形成窦道。个别患者起病急骤、高热、疼痛、阴囊迅速增大，类似急性附睾炎，待炎症消退后，留下硬结、皮肤粘连、阴囊窦道。双侧发病者可致不育。体检附睾尾部硬结大小不等，偶有压痛；严重者附睾、睾丸分界不清，输精管增粗，呈串珠状，偶见少量鞘膜积液。

附睾肿瘤极少见，约 75% 为良性肿瘤，其中主要以腺瘤样瘤（73%）、平滑肌瘤（11%）以及乳头状囊腺瘤（9%）为主。附睾肿瘤一般无明显症状，双侧发病率无明显区别。

附睾切除术的主要对象是附睾结核，其次为慢性附睾炎及附睾肿瘤。

二、适应证和禁忌证

1. 适应证
（1）附睾结核经抗结核治疗无效者。
（2）慢性附睾炎，症状严重，经非手术治疗长期未愈。
（3）输精管结扎术后，附睾淤积性肿块，且有症状者。
（4）附睾良性肿瘤。
2. 禁忌证
（1）有阴囊皮肤炎症。
（2）急性附睾睾丸炎。
（3）交通性鞘膜积液。
（4）其他严重内科疾病。

三、术前准备

1. 全身检查：包括血、尿常规，肝肾功能，凝血功能，X 线胸片等。
2. 体格检查及辅助检查：术前常规行体格检查，重点行阴囊触诊，如为附睾结核，则附睾可以触及呈结节状硬块而无压痛，常伴有输精管增粗且呈串珠状。同时，结核灶可以与阴囊皮肤粘连，破溃后可以形成瘘管。慢性附睾炎症时可以触及附睾肿大，有结节、稍有压痛。常规做阴囊及内容物 B 超，可以了解病变性质、部位以及范围等，如病情需要可扩大扫描范围，包括腹股沟及盆腔等。必要时可行盆腔 CT 或 MRI 以进一步明确诊断。患者如合并有混合感染，术前应用抗菌药物控制。附睾结核者术前应用抗结核药物至少 1 个月。
3. 术前常规准备：手术前患者应备皮。手术当日进手术室前静脉内预防性使用抗生素。

四、手术步骤

（一）麻醉和体位
一般选用气管插管全身静脉复合麻醉，或选用硬膜外阻滞麻醉。体位采取截石位，两下肢尽量分开并妥善固定，便于术者操作。常规消毒铺巾。

（二）主要手术器械
阴囊镜手术器械包、膀胱镜活检包、等离子电切包、手术切口保护膜、4-0 或者 5-0 可吸收缝线。

（三）手术过程
1. 切口　阴囊前下壁作约 0.5~1cm 纵向切口（图 10-4-1）。逐层切开阴囊壁直至睾丸鞘膜壁层。用两把组织钳分别夹住切口两侧阴囊壁全层，并由助手提起（图 10-4-2）。置入电切镜，等渗液持续灌注，可见灌注液从阴囊切口处持续流出，保持阴囊呈充盈状态（图 10-4-3）。

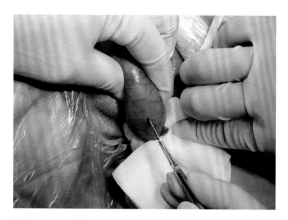

图 10-4-1　作 0.5-1cm 纵行切口

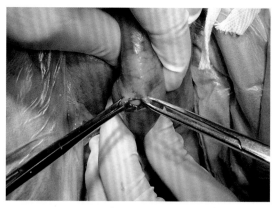

图 10-4-2　组织钳钳夹阴囊壁全层

图 10-4-3　置入电切镜

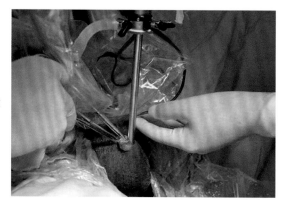

　　2. 探查附睾　镜下清晰可见阴囊内壁、睾丸、附睾及精索(图 10-4-4,图 10-4-5)。分别沿睾丸两侧及前面观察阴囊内壁及睾丸等情况,明确附睾病变大小、范围及粘连程度,特别注意与精索血管有无粘连。术中一般可见附睾充血、肿胀、光泽差,与睾丸及鞘膜间有炎性粘连。

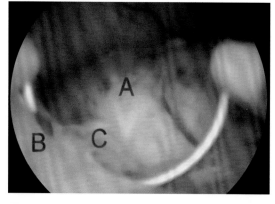

图 10-4-4　镜下观察附睾头,可见附睾慢性炎症,附睾头与睾丸间有慢性粘连,图中可见附睾头(A)和睾丸(B)之间的粘连带(C)

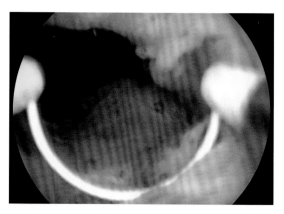

图 10-4-5　附睾体亦呈炎性改变,附睾体已与睾丸及鞘膜腔壁粘连固定

3. 电切　可按照附睾头、体、尾方向分步骤切除附睾，一般可采用顺行切除法，并根据病变特点适当予以调整，必要时可用手辅助挤压阴囊及睾丸、附睾等以方便切除。电切深度要求在镜下完整切除附睾组织，可辅助用阴囊外手扪及附睾组织是否已切除。一般附睾电切出血不多，必要时可在直视下电凝止血。完整切除后用灌洗器灌洗出附睾组织，于镜下观察创面有无活动性出血（图 10-4-6～图 10-4-18）。附睾组织送病理检查。

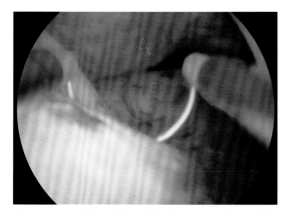

图 10-4-6　触摸阴囊明确附睾位置与病变情况，图中可见手指阴囊外触摸点（A），触摸附睾头（B）

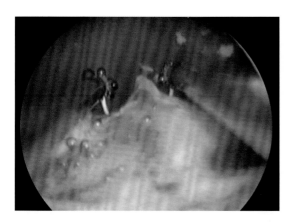

图 10-4-7　手术从电切附睾头开始

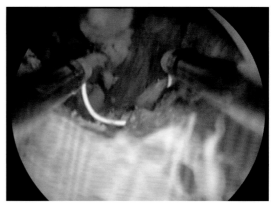

图 10-4-8　顺行分刀切除附睾

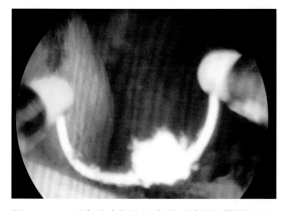

图 10-4-9　附睾头电切中阴囊外手辅助触摸镜下图

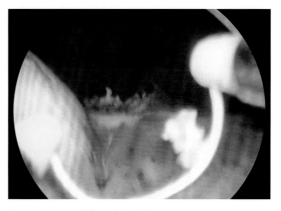

图 10-4-10　附睾头电切后图

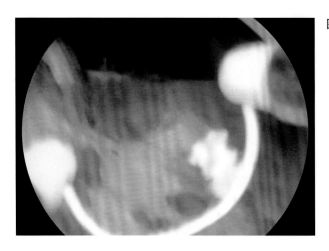

图 10-4-11　电切附睾体图

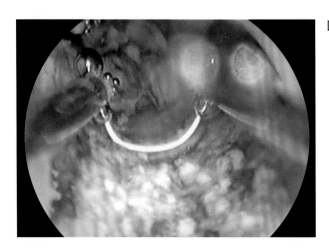

图 10-4-12　附睾体电切后图

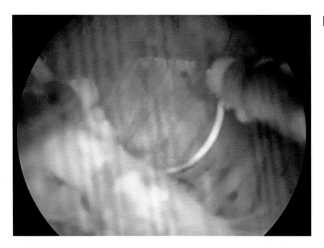

图 10-4-13　电切附睾尾图

图 10-4-14　附睾尾电切
后图

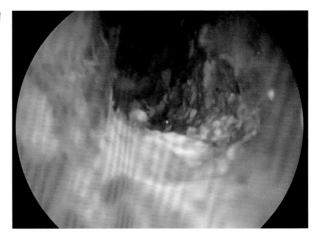

图 10-4-15　完整切除附
睾图

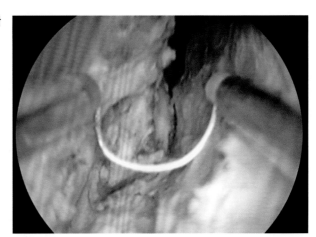

图 10-4-16　附睾切除后
可见两侧的睾丸及鞘膜，
图中示睾丸（A）及壁层鞘
膜（B）

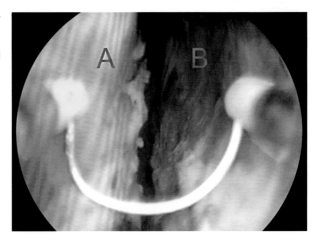

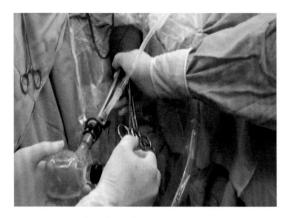

图 10-4-17　艾里克灌洗

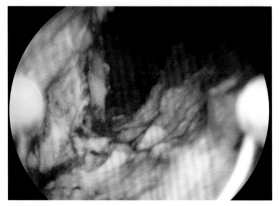

图 10-4-18　组织碎块冲出后创面图

4. 引流　排空鞘膜腔内灌注液,阴囊皮肤切口用可吸收线作垂直褥式缝合 1 针,并置入橡皮片引流。同时,适当加压包扎并托起阴囊(图 10-4-19,图 10-4-20)。

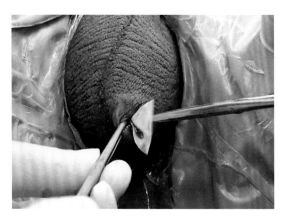

图 10-4-19　放置引流

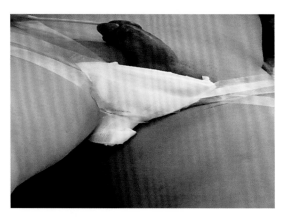

图 10-4-20　阴囊包扎

视频 16　阴囊镜附睾切除术

五、注意事项

1. 切口一般不宜超过 1cm,以利于保持阴囊持续充盈状态。为方便置入电切镜,可适当向切口外提拉切口两侧组织钳。因阴囊由多层组织所构成,置入电切镜后应观察是否已进入睾丸鞘膜腔。

2. 因电切镜置入距离短、阴囊活动度较大等因素影响电切镜操作的稳定性,术中可用手适当将阴囊及电切镜前端固定。此外,可在术中应用触摸、摆动、托举等阴囊外手辅助技术了解患侧睾丸及附睾情况,协助手术操作,提高手术精度。

3. 精索血管在附睾头部内侧进入睾丸,术中注意不要损伤。

4. 附睾结核合并有阴囊窦道者,应环绕窦道口作梭形切口,用丝线将皮瓣向内翻转缝合,以减少窦道污染。

5. 彻底止血,并放置橡皮片引流。

六、术后处理

1. 附睾结核,术后继续抗结核治疗至少 6 个月以上。
2. 慢性附睾炎等,术后应用抗菌药物数天,以防治感染。
3. 术后托起阴囊。
4. 伤口引流,术后 24~48 小时内拔除。

七、并发症及其防治

1. 出血　术中电切后电凝止血。阴囊内小出血,通过通畅引流或抽出血液、阴囊冷敷及加压等进行治疗。如术后伤口引流物有血液流出或阴囊进行性增大,应拆除缝线,清除血肿,彻底止血并放置引流条。

2. 感染　阴囊皮肤有慢性感染、皮肤清洗不净、消毒不严、未置引流物或引流不畅、术后护理不当等可引起。发生感染后,应加强抗感染治疗,辅以其他物理疗法,并保持引流通畅。如有脓肿形成,应切开引流。

3. 阴囊窦道形成　主要由于结核性病变污染伤口及术前术后抗结核治疗不良等因素所致。如有阴囊窦道形成,应加强全身治疗和抗结核治疗,1 个月后再行阴囊窦道切除。

4. 睾丸坏死萎缩　主要由于附睾病变致精索与附睾紧密粘连,误伤精索内动脉所致。如镜下观察不清,可利用阴囊外的手指触摸,达到附睾硬结组织已切除即可停止电切。如术后睾丸已萎缩,若无并发症,可不予处理;若有感染疼痛等可行睾丸切除。

5. 疼痛　术后患者常表现为阴囊及会阴部疼痛,可适当抬高阴囊缓解,必要时予以药物止痛。

6. 附睾组织切除不彻底　可术中镜下观察附睾组织情况,并可通过阴囊外的手指触摸附睾硬结是否残留。

7. 睾丸损伤　因附睾炎症与睾丸侧面粘连,电切附睾可能伤及睾丸,如睾丸白膜损伤,应将白膜损伤处利用左手辅助在小切口处白膜修补数针。

8. 水肿　电切术中伤及鞘膜壁层,灌注液进入阴囊壁夹层而形成阴囊壁水肿。在电切附睾尾部时需切开鞘膜壁。因此,在电切附睾头和体部后再行电切附睾尾部。一般水肿只需阴囊引流通畅,数天后便可消退。

9. 继发性睾丸鞘膜积液　较少见,术后出血较多、水肿严重或者合并有感染可以导致。预防的要点是术中彻底止血,引流通畅,使用阴囊托包扎完全,并预防性应用抗生素。如发生,则利用穿刺抽液或者重新引流的方法。

操作要点：附睾切除的步骤是先切除附睾头部，再切除附睾体部，最后切除附睾尾部。如整个附睾均慢性炎症而质地变硬，则切除时可能出血不多，层次感较容易把握，否则应边切除边止血。无论在切除头部、体部还是尾部时，均可应用阴囊外手辅助技术协助镜下电切。有时可见到附睾电切创面有局灶性坏死组织溢出，予以术中不停顿冲洗，不影响手术技术操作。注意勿遗漏附睾尾部病变。当附睾与睾丸粘连紧密界限不清时，注意勿损伤睾丸，操作手法是每次电切的组织不要过大，用"修刮"样动作每次切除少许组织。切除组织的碎块尽量用聚维酮碘溶液冲洗器冲洗出来。

笔者经验：附睾切除术应用在整个附睾均有炎性病变需切除时，有时因附睾炎症改变致鞘膜容量有所减少，但只要电切环滑动不受影响，仍可完成手术。当然，鞘膜腔完全粘连闭锁则不适合阴囊镜电切附睾了。一般情况下附睾与睾丸及鞘膜壁均有粘连，反而相对"固定"了附睾，附睾夹在睾丸与鞘膜壁之间却对手术的操作有利。如为附睾结核者，术前用抗结核药一月。在附睾电切中，附睾尾部切除较附睾头部及体部切除操作难度大些，因附睾尾部位于鞘膜壁层覆盖之深面。

第五节　阴囊镜附睾尾肿块切除术

一、概述

附睾肿物是男性生殖系统的常见疾病，虽然肿物位于阴囊容易被发现，但其病因和病理分类较复杂，容易造成误诊。附睾肿物多为良性，恶性罕见；其缺乏特有的临床表现，类型多样，故容易混淆，不仅给患者的日常生活带来痛苦，同时又威胁到人类的生育。因此，对附睾肿物必须加以重视，术前明确诊断会对疾病的治疗和预后起到决定性作用。

附睾尾部位于睾丸下极，厚约 0.4~0.6cm，由于其折返关系，可呈新月状或扁圆形，附睾尾部与输精管分界不清。附睾尾部肿块以炎性结节多见，多为泌尿系感染及外伤等所致，肿块多为急慢性炎症转归的过程。附睾尾部的实质肿块应与附睾炎症及附睾结核相鉴别。

附睾肿物的诊断不能单纯依靠辅助检查，需要通过仔细询问病史及体格检查；而手术治疗后行病理活检是其确诊的方法，手术要充分考虑保留患者的睾丸，尽量维持患者的生理功能。既往多采用开放的手术方式切除附睾或者部分切除附睾肿块，手术范围较广，损伤较大。我们采用阴囊镜下行附睾尾部肿块切除术，具有简单、可行、微创的优点。

二、适应证和禁忌证

1. 适应证　附睾尾部肿块结节,包括附睾炎、附睾结节、附睾肿瘤等。

2. 禁忌证　阴囊附睾急性炎症;阴囊皮肤炎症者;交通性鞘膜积液者;患有其他严重内科疾病不宜作镜检者;全身出血性疾病;腹股沟斜疝。

三、术前准备

1. 常规检查包括三大常规、肝肾功能、电解质、凝血功能、心电图和 X 线胸片等。

2. 查体及阴囊 B 超检查,查体重点查附睾大小,判断肿块位于附睾尾部还是附睾体,是否有波动感,附睾是否固定,皮肤是否有窦道等。

3. 清洁外阴、备皮,术前常规预防性使用抗生素。

4. 附睾结核患者术前抗结核治疗至少 1 个月。

四、手术步骤

(一)麻醉和体位、消毒

硬膜外麻醉或全麻,取截石位。手术区域常规消毒铺巾。

(二)主要手术器械

阴囊镜手术器械包、膀胱镜包及等离子电切包、手术切口保护膜、电刀、4-0 或者 5-0 可吸收缝线。

(三)手术过程

1. 建立入口及置镜　术者左手及助手左手握持固定睾丸,将睾丸中部前面挤至阴囊壁,充分绷紧阴囊皮肤,在阴囊前壁偏下作 0.5~0.8cm 长切口,依次切入鞘膜腔。用两把组织钳于切口两侧分别夹住阴囊壁全层,由助手提起。置入电切镜,观察过程中持续注入灌注液,保持阴囊呈充盈状态。

2. 镜检　分别沿睾丸两侧及前面观察阴囊内壁、睾丸、附睾及精索,重点观察附睾。先从阴囊内壁与睾丸右侧的腔隙开始,利用进镜与退镜方法观察内容物及阴囊内壁。一般情况阴囊内壁无异常(图 10-5-1),合并有炎症感染时可表现为阴囊内壁充血、血管扩张表现;合并有结核时可以表现为阴囊壁粗糙,质地较硬。如发现阴囊壁有异常,可以行活检;紧接着顺时针方向转至睾丸前面,利用进镜与退镜的方法观察睾丸(图 10-5-2),观察有否睾丸病变。观察附睾时,依次从附睾头、附睾体至附睾尾的方向,镜下可见附睾头和附睾体被脏层鞘膜覆盖(图 10-5-3),附睾尾部镜下不可见(图 10-5-4)。可以阴囊外用手指辅助触摸附睾,从而帮助镜下辨别及确定附睾尾部的位置。

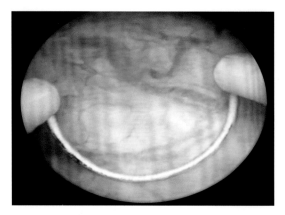

图 10-5-1　镜检阴囊内壁情况

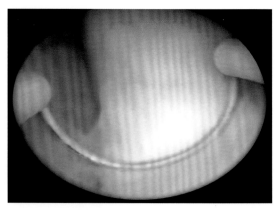

图 10-5-2　镜检睾丸情况

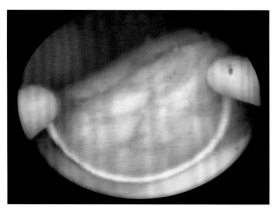

图 10-5-3　镜检附睾头情况

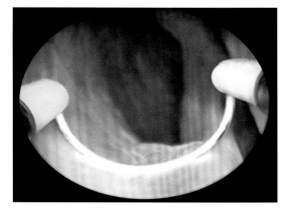

图 10-5-4　镜检附睾尾情况

　　3. 肿块切除　阴囊外辅助用手指触摸肿块,在阴囊镜直视下,确定肿块位置后,开始电切。因附睾尾部镜下不可见,需先切开附睾尾部的鞘膜壁层(图 10-5-5~ 图 10-5-7),暴露出附睾尾部,镜下可见肿大的附睾尾部,质地较硬,合并感染时可见充血,严重时可见分泌物。通常电切功率 260W(250~300W),电凝功率 60W(40~80W),依次切除肿大的附睾尾部(图 10-5-8~ 图 10-5-10),可利用阴囊外手托举持续顶起附睾尾部肿块,协助电切,切除的组织保留送病检,电切过程中注意电凝止血(图 10-5-11),操作过程动作轻柔,避免损伤睾丸。切除肿块后再次予以手指阴囊外辅助触摸附睾。

　　4. 再次阴囊镜检　确定切除干净,再次镜检阴囊内,检查确保无活动性出血(图 10-5-12)。

　　5. 关闭阴囊壁　冲洗电切后的组织碎块,用聚维酮碘溶液冲洗器反复冲洗,冲洗出碎块,冲洗出的附睾组织送病检,再次置入阴囊镜确定无残余的附睾组织,术毕排空鞘膜腔内灌注液,放橡皮膜引流,缝合切口。术毕。

图 10-5-5　打开鞘膜壁层暴露附睾尾

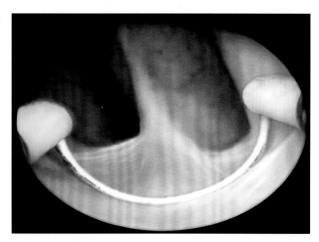

图 10-5-6　打开鞘膜壁层暴露附睾尾

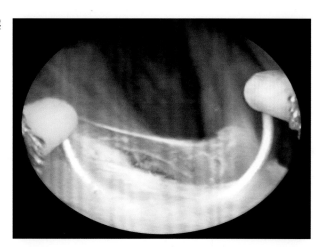

图 10-5-7　打开鞘膜壁层暴露附睾尾

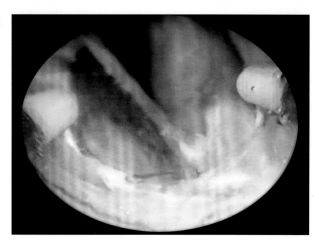

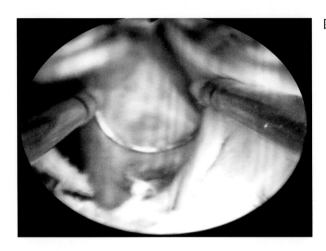

图 10-5-8　切除附睾尾

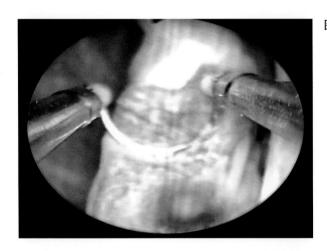

图 10-5-9　切除附睾尾

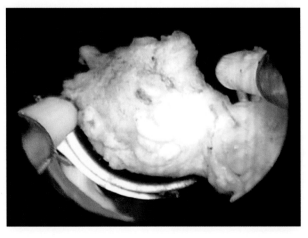

图 10-5-10　切除的附睾
尾部组织

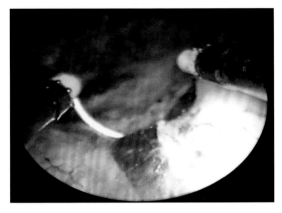

图 10-5-11　止血

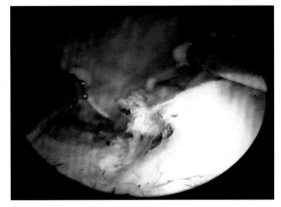

图 10-5-12　附睾尾部切除后的镜下表现

视频 17　阴囊镜附睾尾肿块切除术

五、注意事项

1. 灌注液连续灌注。

2. 术中小心精索血管,精索血管在附睾头部内侧进入睾丸,注意避开。

3. 术中合理利用左手示指在阴囊外触摸附睾肿块,行托举技术顶起附睾尾部肿块,辅助阴囊镜确定肿块位置及协助切除。

4. 附睾尾部由于镜下被鞘膜壁层覆盖,术中应切开鞘膜壁层,充分暴露附睾肿块。

六、术后处理

1. 术后避免剧烈活动。

2. 托起阴囊,24~48 小时拔出橡皮膜。

3. 酌情应用 24 小时抗生素预防感染。

七、并发症及其防治

1. 阴囊水肿　因行附睾尾部切除需切开鞘膜壁层,术中灌注液容易渗入到阴囊皮下组织,术后容易发生阴囊水肿。术中应注意控制灌注液灌注速度,减少灌注,减少检查操作时间,放置引流条引流,术后阴囊托托起及压迫阴囊。

2. 阴囊血肿　术中注意止血,发现出血点及时止血,切除附睾尾肿块后再次行阴囊镜检确定无活动性出血后结束手术,术后敷料压迫阴囊减少血肿发生。

3. 感染　常规预防性应用抗生素 24 小时。

4. 电切损伤　术中如误伤睾丸,应利用小切口处行睾丸白膜修补;如出现阴囊壁电切穿透伤,可予以缝合阴囊壁。

5. 附睾尾部肿块残存　术中通过镜下观察及手辅助在阴囊外顶

起附睾,触摸附睾尾部肿块是否切除干净,避免肿块残存。术后检查发现肿块残余,需行再次手术,必要时需切除附睾。

操作要点: 正常情况下,阴囊镜视野中附睾尾部被鞘膜壁覆盖,看不到附睾尾部。附睾尾部有肿块病变时可能仍看不到肿块,或附睾尾部仅见有局部鞘膜壁稍隆起。常需借助阴囊外手辅助触摸确定附睾尾部肿块大小及形状,常常是附睾尾部均匀形成肿块硬结。电切时应先切开覆盖尾部的鞘膜壁,利用阴囊外手辅助托举技术,将附睾尾部顶起显露于视野中行电切除术。电切附睾尾部的技术要求较高,动作要准确快捷。如不慎损伤睾丸,一般切口较小,可利用阴囊小切口处修补,阴囊镜再观察。

笔者经验: 发生在附睾尾部炎性肿块较头部及体部多见。如附睾尾部肿块性病变过大,例如超过指头大小,电切时间稍长,阴囊外手辅助托举附睾尾部与镜下电切协调配合时间也长,加之切开了附睾尾局部鞘膜,容易形成阴囊壁水肿,故也可改局部小切口切除附睾尾肿块,而用阴囊镜在切除肿块前后观察及处理。附睾尾部炎性病变与局部鞘膜粘连不紧密,切开的局部鞘膜切口并不是很大范围,容易形成灌注液进入鞘膜下阴囊壁间蔓延形成水肿。

第六节　阴囊镜睾丸白膜下切除术

一、概述

前列腺癌是一种雄性激素依赖性肿瘤,其治疗方法中包括内分泌治疗。内分泌治疗的去势治疗目前有药物去势和手术去势两种方法,其中手术去势可使睾酮迅速持续下降至极低水平。由于常规睾丸切除术后,引起的阴囊体积缩小、外形变化会对患者造成较大的心理影响。一般首先考虑药物去势,但确有需要手术去势患者,亦有采用白膜下睾丸切除术者。1942 年 Riba 首先采用白膜下睾丸切除术治疗前列腺癌,但目前这一术式的应用尚亦存争议。由于 Leidig 细胞生存力强,小量即会产生大量睾酮,有人认为不宜采用睾丸白膜下切除术来治疗前列腺癌。另一方面,也有资料表明确切的切除白膜下睾丸组织,可以取得较为理想的结果。较之传统睾丸切除术,采用阴囊镜行睾丸白膜下切除创伤小,心理影响小,而且便于观察术后白膜下组织有无残余,保证去势效果,尤其适合较为年轻患者。阴囊镜睾丸白膜下切除术,明显减轻患者术后不适,术后恢复快,并发症少,止血及组织切除更彻底,有临床应用推广价值。

二、适应证和禁忌证

1. 适应证　适宜行内分泌治疗的前列腺癌,包括晚期转移性前列腺癌、根治性前列腺切除术前术后或根治性放疗后辅助内分泌治疗、前列腺癌治愈性治疗后局部复发或远处转移;因经济条件差不适宜全药物去势者,尤其适合已有骨转移脊髓压迫的患者。

2. 禁忌证　怀疑睾丸恶性肿瘤者;阴囊皮肤炎症者;交通性鞘膜积液;腹股沟斜疝;有严重内科疾病不能耐受手术者。

三、术前准备

1. 术前常规检查　包括三大常规、凝血功能、肝、肾功能、电解质、心电图、胸片及 B 超等;根据患者年龄病情考虑行心肺功能检查等。

2. 针对前列腺癌进行相关检查如　直肠指诊、前列腺特异性抗原、经直肠超声、磁共振、前列腺穿刺活检、碱性磷酸酶、全身核素骨显像检查等。

3. 术前备皮　术前肥皂水彻底清洗阴囊,术前静脉预防性应用抗生素。

四、手术步骤

(一)麻醉和体位、消毒

采用硬膜外麻醉或全身麻醉。取截石位。手术区域常规消毒铺巾。

(二)主要手术器械

阴囊镜手术器械包、膀胱镜包及等离子电切包、手术切口保护膜、电刀、骨科刮匙、4-0 或者 5-0 可吸收缝线。

(三)手术过程

1. 制作阴囊镜手术入路　在阴囊前下壁做 1cm 大小切口,形成置镜微创切口(具体过程参考本书第四章);依次切入鞘膜腔。用两把组织钳于切口两侧分别夹住阴囊壁全层,由助手提起牵开(图 10-6-1)。

2. 置镜观察　置入 F22 成人膀胱电切镜,用 5°窥镜做检查,用膀胱冲洗液边冲洗边观察鞘膜腔有无粘连、炎症、新生物,注意观察睾丸及附睾形态。右侧睾丸的右后侧以及左侧睾丸的左后侧分别可观察到两侧附睾头、体、尾及其附件以及精索血管(图 10-6-2,图 10-6-3,图 10-6-4)。

3. 切开白膜　退镜,术者左手及助手左手固定睾丸,将睾丸挤向阴囊小切口处直视下切开睾丸白膜约 1cm 大小(图 10-6-5),可见白膜下睾丸内容物(图 10-6-6)。4 到 5 把组织钳将白膜边缘连同阴囊壁全层一并夹住(图 10-6-7,图 10-6-8)。

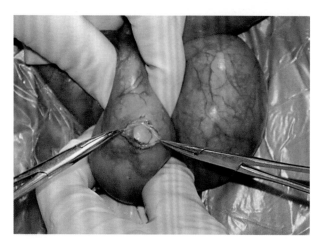

图 10-6-1　阴囊切口

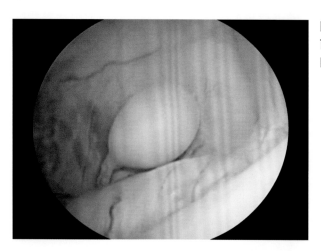

图 10-6-2　右侧睾丸右侧面观可见附睾体及其囊性附件以及精索血管

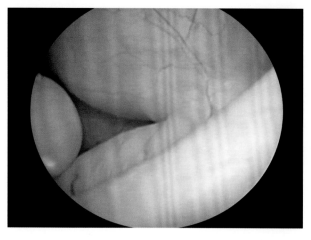

图 10-6-3　右侧睾丸右后侧　附睾头囊性附件

图 10-6-4 右侧睾丸左侧面观可见鞘膜皱褶

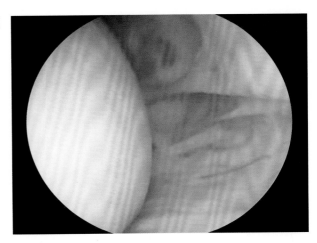

图 10-6-5 白膜做切口

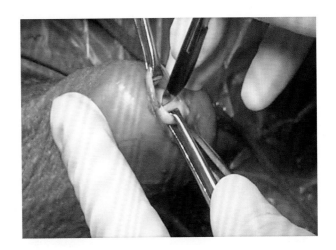

图 10-6-6 显露白膜下睾丸组织

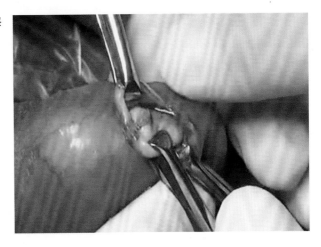

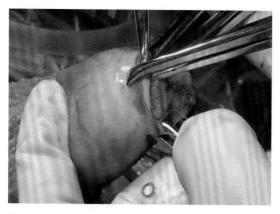

图 10-6-7　一并钳夹白膜边缘连同阴囊壁全层

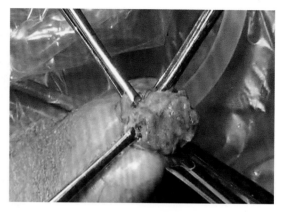

图 10-6-8　组织钳提起阴囊壁全层及白膜

4. 直视下刮除睾丸实质　助手协助用组织钳将睾丸内容物从白膜腔内拖出并去除,可用骨科刮匙刮除粘连附着在白膜上的睾丸实质组织(图 10-6-9)。可用组织钳交替钳夹白膜,将白膜腔内内容物拖出并完全去除。创面直视下电凝止血(图 10-6-10)。亦可在阴囊镜下用电切环电切及刮除白膜内睾丸组织,创面电凝止血。

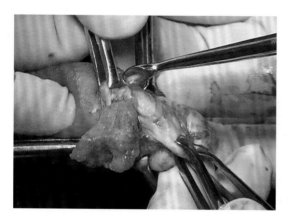

图 10-6-9　刮匙刮除睾丸内容物

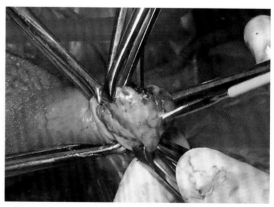

图 10-6-10　创面电凝止血

5. 置入阴囊镜镜检并止血　保持组织钳钳夹阴囊壁全层及白膜层,向阴囊内回纳白膜组织,白膜腔内置入膀胱电切镜鞘接 5° 窥镜,接膀胱电切液,边冲水边观察白膜下创面,有出血时予以电凝止血及进一步烧灼创面(图 10-6-11~ 图 10-6-13)。

6. 放置双重引流　确认无出血后,阴囊鞘膜腔内以及白膜腔内各置入橡皮膜引流条一根,做双重引流(图 10-6-14)。白膜切口不做缝合,用 0/4 可吸收线全层缝合阴囊皮肤肉膜及壁层鞘膜 1 到 2 针,并固定引流橡皮膜(图 10-6-15)。同样方法处理对侧睾丸。伤口敷料覆盖,自制阴囊托托起阴囊。

图 10-6-11 阴囊镜观察白膜腔出血

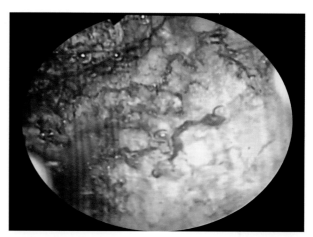

图 10-6-12 阴囊镜下电凝止血

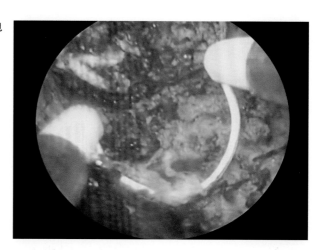

图 10-6-13 止血后创面

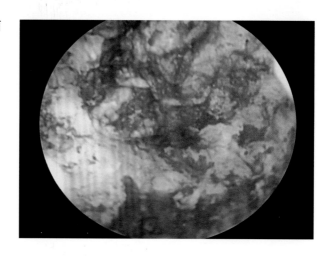

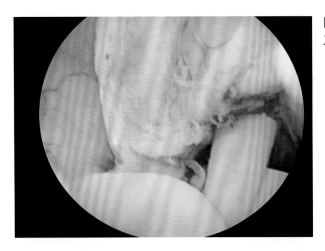

图 10-6-14　术后鞘膜腔及白膜腔

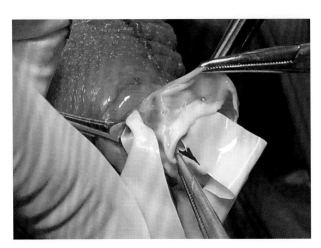

图 10-6-15　鞘膜腔和白膜腔双重引流

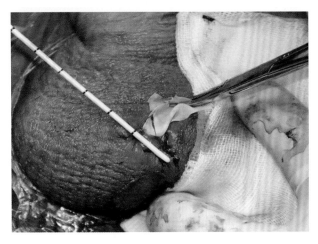

图 10-6-16　关闭阴囊切口

视频 18　阴囊镜睾丸白膜下切除术

五、注意事项

1. 阴囊镜应注意全面观察阴囊内容物,注意有否其他病变。

2. 白膜腔边缘与阴囊壁全层一起用组织钳夹住,围绕白膜腔边缘一周可用4-5把组织钳,避免睾丸滑入鞘膜腔,便于阴囊镜下电切或用其他刮匙切除睾丸内组织。

3. 部分睾丸实质与白膜粘连紧密,可用组织钳交替提起粘连处附近白膜,将其拖出阴囊腔外予以刮除。回纳白膜腔后,腔内壁可用电切镜充分电凝创面。

4. 单纯直视下白膜腔内电凝止血常有遗漏出血点,尤其是白膜腔深处,而阴囊镜下可清晰观察出血点并确切止血。

六、术后处理

1. 术后采用阴囊托将阴囊托起。
2. 抗生素预防感染。
3. 一般术后24~48小时内拔除橡皮膜引流。
4. 术后继续内分泌治疗。

七、并发症及其防治

1. 阴囊水肿、感染　同一般阴囊镜手术并发症(具体参考本书第六章)。

2. 白膜内血肿　白膜内少量出血形成血肿,注意白膜腔内止血彻底,引流膜要放到位,引流彻底,术后包扎。一般不需要特别处理,局部炎症时予以抗炎处理。

3. 继发性睾丸鞘膜积液　鞘膜术中损伤及术后炎症均可能出现继发性鞘膜积液。预防方面,首先是要保证术中止血彻底,引流通畅,包扎完全,采用阴囊托可以减少此类并发症。发生后可以加强抗炎,并穿刺抽液,或者重置引流。

操作要点:进入阴囊鞘膜腔后,镜下观察有否其他病变。再次将睾丸挤向阴囊切口处,切开白膜后,用组织钳依次将白膜切口边缘与阴囊壁切口边缘一并夹住,避免白膜切口脱离滑入阴囊腔。用组织钳及血管钳去除睾丸内容物,外翻睾丸白膜内腔,在直视下用刮匙刮除睾丸内容物组织,并直视下彻底止血。需要仔细检查无残存睾丸实质组织及无出血点后,将外翻的白膜内腔回位。将阴囊镜置入白膜内腔观察,电凝止血。白膜内腔及鞘膜腔均应分别放置橡皮膜引流条,做双重引流,白膜切口不缝合。松组织钳使白膜切口随引流条回纳入鞘膜腔内。阴囊切口缝合1~2针分别固定两根引流条。术毕加压并用阴囊托包扎。

笔者经验：白膜切开后，组织钳连同白膜切口边缘及阴囊切口边缘一并夹住，术中不要随意松钳，一直持续到白膜内腔在镜下充分止血，安放橡皮膜引流条后再松钳使白膜切口回纳入鞘膜腔内。白膜腔内睾丸组织也可用阴囊镜电切环电切及止血，但阴囊镜下睾丸内组织的电切不如将白膜内腔外翻并用止血钳及刮匙等器件切除方便。白膜内腔睾丸组织一定要去除干净并止血彻底。

参 考 文 献

［1］ Lord P H. A bloodless operation for spermatocoele or cyst of the epididymis［J］. British Journal of Surgery，1970，57（9）：641-644.

［2］ Moloney G E. Comparison of results of treatment of hydrocele and epididymal cysts by surgery and injection［J］. British Medical Journal，1975，3（5981）：478-479.

［3］ Nash J R. Sclerotherapy for hydrocoele and epididymal cysts［J］. British Journal of Surgery，1979，66（4）：289-290.

［4］ Macfarlane J R. Sclerosant therapy for hydroceles and epididymal cysts［J］. British Journal of Urology，1983，55（1）：81-82.

［5］ 刘守业，陆惠梁，赵伟明，管祖庆，顾卫列，黄雅芳 . 阴囊内肿块的诊断与治疗（附70例分析）［J］. 临床泌尿外科杂志 . 1990（03）

［6］ 孙光 . 阴囊镜——检查阴囊内容物的新器械［J］. 国外医学 . 泌尿系统分册，1990（04）：184-185.

［7］ 杨金瑞，黄循 . 阴囊内窥镜技术（附15例报告）［J］. 中华泌尿外科杂志，1992，13（3）：199.

［8］ 杨金瑞，黄循 . 阴囊内窥镜术在阴囊内疾患诊疗上的应用［J］. 湖南医科大学学报，1994（02）：175-176.

［9］ 杨金瑞，黄循 . 阴囊内窥镜与B型超声诊断阴囊内疾病的对比观察［J］. 中华外科杂志，1996（03）：46-48.

［10］ Dewbury K C. Scrotal ultrasonography：an update［J］. BJU International，2000，86（s1）：143-152.

［11］ 薛恩生，林孔务，叶真 . 正常成年人附睾的彩色多普勒超声表现及其检测方法研究［J］. 中华超声影像学杂志，2002，（08）：485-488.

［12］ Homayoon K，Suhre C D，Steinhardt G F. Epididymal cysts in children：natural history［J］. the Journal of Urology，2004，171（3）：1274-1276.

［13］ Dindo D，Demartines N，Clavien P A. Classification of surgical complications：a new proposal with evaluation in a cohort of 6336 patients and results of a survey［J］. Annals of Surgery，2004，240（2）：205.

［14］ 宋宇，唐秀泉，付继承，等 . 经皮穿刺醋酸泼尼松龙注射治疗附睾囊肿［J］. 临床泌尿外科杂志，2004，1：028.

［15］ 杨为民，杜广辉 . 阴囊及其内容物疾病外科学［M］. 人民军医出版社，2005.

［16］ 瞿翔，徐琪，来永飞 . 超声诊断附睾尾部肿块的价值［J］. 中国超声医学杂志，2006，（10）：784-785.

［17］ 王涛，刘继红，樊龙昌，等 . 阴囊肿块的诊治体会（附43例报道）［J］. 临床泌

尿外科杂志,2007(02):115-117.

[18] 尹向东,杨存让. 阴囊肿块 31 例临床探讨[J]. 海南医学院学报,2008(04):404-405.

[19] 王洪兵,蒋家骏,马松,等. 白膜下睾丸切除术(21 例报告). 中华男科学杂志[J],2009,15(10):

[20] Lee J C,Bhatt S,Dogra V S. Imaging of the epididymis [J]. Ultrasound Quarterly,2008,24(1):03-16.

[21] 马立康,张大鹍,韩其智,等. 超声引导经皮穿刺抽吸硬化治疗附睾囊肿的应用研究[J]. 中华超声影像学杂志,2008,17(5):455-456.

[22] Montgomery J S,Bloom D A. The diagnosis and management of scrotal masses [J]. Medical Clinics of North America,2011,95(1):235-244.

[23] 那彦群,郭振华. 实用泌尿外科学[M]. 人民卫生出版社,2011.

[24] 陈炜,邓春华,戴宇平. 男科手术学[M]. 人民卫生出版社.2012.

[25] Karaman A,Afşarlar Ç E,Arda N. Epididymal cyst:Not always a benign condition [J]. International Journal of Urology,2013,20(4):457-458.

[26] Erikci V,Hoşgör M,Aksoy N,et al. Management of epididymal cysts in childhood [J]. Journal of Pediatric Surgery,2013,48(10):2153-2156.

[27] 叶华茂,刘智勇,许传亮,侯建国,孙颖浩. 阴囊镜技术在睾丸扭转早期诊断中的应用[J]. 微创泌尿外科杂志,2013,02:117-118.

[28] 那彦群,叶章群,孙颖浩. 2014 版中国泌尿外科疾病诊断治疗指南[M]. 人民卫生出版社,2014.

[29] 那彦群,叶章群,孙光. 2014 版中国泌尿外科疾病诊断治疗指南[M]. 北京,人民卫生出版社.2014:49-79.

[30] Wang Z,Wei YB,Yin Z,et al. Diagnosis and Management of Scrotal Superficial Angiomyxoma With the Aid of a Scrotoscope:Case Report and Literature Review [J]. Clin Genitourin Cancer,2014.

[31] Bin Y,Yong-Bao W,Zhuo Y,et al. Minimal hydrocelectomy with the aid of scrotoscope:a ten-year experience [J]. Int Braz J Urol,2014,40(3):384-389.

[32] Yang JR,Wei YB,Yan B,et al. Comparison between Open Epididymal Cystectomy and Minimal Resection of Epididymal Cysts Using a Scrotoscope:A Clinical Trial for the Evaluation of a New Surgical Technique [J]. Urology. 2015 Jun;85(6):1510-4.

附 录

阴囊镜手术相关论文及获奖项目

附录一 已发表的相关论文

[1] 杨金瑞,黄循.阴囊内窥镜技术(附15例报告)[J].中华泌尿外科杂志,1992,13(3):199.

[2] 杨金瑞,黄循.阴囊内窥镜术在阴囊内疾患诊疗上的应用[J].湖南医科大学学报,1994,19(02):175-176.

[3] 杨金瑞,黄循.阴囊内窥镜与B型超声诊断阴囊内疾病的对比观察[J].中华外科杂志,1996,34(03):173-175.

[4] 尹焯,杨金瑞,王钊,等.阴囊镜在睾丸附睾疾病诊断与治疗中的应用[J].北京大学学报(医学版),2015,47(4):474-478.

[5] Yang JR, Wei YB, Yan B, et al. Comparison between Open Epididymal Cystectomy and Minimal Resection of Epididymal Cysts Using a Scrotoscope: A Clinical Trial for the Evaluation of a New Surgical Technique [J]. Urology. 2015 Jun; 85(6): 1510-4.

[6] Wang Z, Wei YB, Yin Z, et al. Diagnosis and Management of Scrotal Superficial Angiomyxoma With the Aid of a Scrotoscope: Case Report and Literature Review [J]. Clin Genitourin Cancer, 2014.

[7] Bin Y, Yong-Bao W, Zhuo Y, et al. Minimal hydrocelectomy with the aid of scrotoscope: a ten-year experience [J]. Int Braz J Urol, 2014, 40(3): 384-389.

附录二　湖南省医药卫生科技进步奖

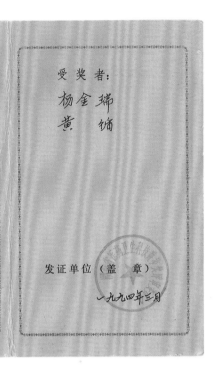

附录三　湖南省科技进步奖

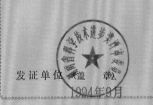

图书在版编目（CIP）数据

阴囊镜手术学 / 杨金瑞主编 . —北京：人民卫生出版社，2016

ISBN 978-7-117-23455-9

Ⅰ.①阴…　Ⅱ.①杨…　Ⅲ.①内窥镜检–应用–阴囊疾病–外科手术　Ⅳ.①R697

中国版本图书馆 CIP 数据核字（2016）第 241075 号

| 人卫智网 | www.ipmph.com | 医学教育、学术、考试、健康，购书智慧智能综合服务平台 |
| 人卫官网 | www.pmph.com | 人卫官方资讯发布平台 |

阴囊镜手术学

主　　编：杨金瑞

出版发行：人民卫生出版社（中继线 010-59780011）

地　　址：北京市朝阳区潘家园南里 19 号

邮　　编：100021

E - mail：pmph @ pmph.com

购书热线：010-59787592　010-59787584　010-65264830

印　　刷：北京盛通印刷股份有限公司

经　　销：新华书店

开　　本：787×1092　1/16　印张：13

字　　数：324 千字

版　　次：2016 年 11 月第 1 版　2016 年 11 月第 1 版第 1 次印刷

标准书号：ISBN 978-7-117-23455-9/R·23456

定　　价：128.00 元

打击盗版举报电话：010-59787491　E-mail：WQ @ pmph.com
（凡属印装质量问题请与本社市场营销中心联系退换）

52检